L'Hygiène des Asthmatiques

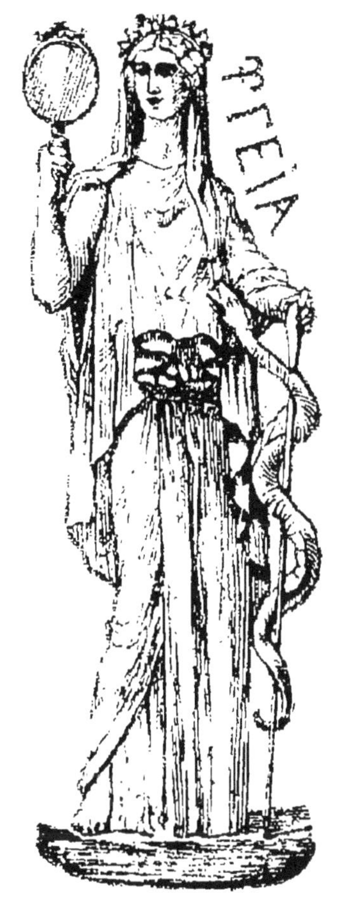

E. Brissaud

PARIS
MASSON & Cie

BIBLIOTHÈQUE

D'HYGIÈNE THÉRAPEUTIQUE

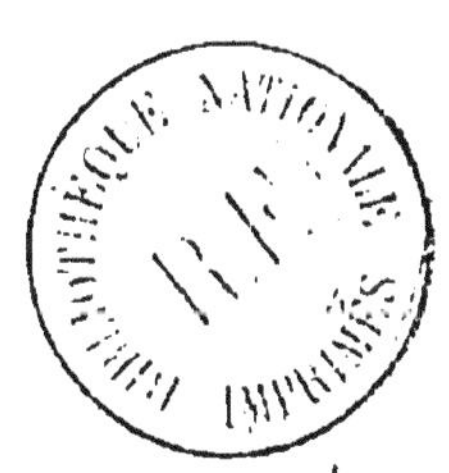

VOLUMES PUBLIÉS OU EN PRÉPARATION

(1re liste)

Hygiène du goutteux (Prof. A. Proust et Dr A. Mathieu).
Hygiène des asthmatiques (Dr Brissaud).
Hygiène du **neurasthénique** (Prof. Proust et Dr Ballet).
Hygiène du **tuberculeux** (Dr Daremberg).
Hygiène des **obèses** (Prof. Proust et Dr A. Mathieu).
Hygiène du **syphilitique** (Dr Bourges).
Hygiène des **dyspeptiques** (Dr Linossier).
Hygiène thérapeutique **des maladies du foie** (Dr Hanot).
Hygiène thérapeutique des maladies de la peau (Dr Brocq).
Hygiène des albuminuriques (Dr Springer).
Hygiène et thérapeutique thermales (Dr Delfau).

Coulommiers. — Imp. Paul BRODARD. — 610-95.

INTRODUCTION

Par M. le Professeur PROUST

Le rôle de l'hygiène ne peut se borner à l'étiologie et à la prophylaxie des maladies. Elle n'abdique pas lorsque l'état morbide commence.

Il faut continuer à nourrir le malade et à le protéger contre les intempéries; bien plus, le traitement d'un certain nombre de maladies chroniques repose principalement sur l'emploi raisonné d'agents exclusivement hygiéniques : le régime alimentaire, l'exercice musculaire, la gymnastique, le séjour dans un climat approprié, à une altitude déterminée, etc.

Cependant prétendre annexer au domaine de l'hygiène les divers agents physiques usités dans le traitement des maladies : l'hydrothérapie, le massage, l'électrisation, serait peut-être taxé d'usurpation. On avouera tout au moins que la frontière entre la thérapeutique et l'hygiène est difficile à tracer et que la délimitation reste indécise.

Il est d'ailleurs inutile de vouloir grandir l'importance de l'hygiène dans le traitement des maladies, de lui attribuer ce qui ne lui appartient pas d'une façon incontestable. Il suffit pour montrer combien son rôle est considérable, de se rappeler la part importante qui revient au régime alimentaire dans la guérison d'états morbides de genèse divergente et de nature dissemblable. Cette part s'est même accrue dans ces derniers temps.

Les découvertes de Pasteur ont encore augmenté le rôle de la thérapeutique hygiénique en nous montrant la présence dans l'eau et dans l'air des microbes infectieux; et surtout en établissant l'importance de la modification du terrain de l'individu vivant, pour le rendre réfractaire à la pénétration et au développement des germes morbides.

Les cellules vivantes sécrètent à chaque

moment des produits toxiques qui s'accumuleraient dans l'économie si l'hygiéniste ne favorisait leur sortie en maintenant intactes les fonctions des différents émonctoires.

La bactériologie a ainsi projeté une vive lumière sur la pathogénie des maladies infectieuses. De grands progrès ont été réalisés et certainement l'hygiène a, plus que la thérapeutique, bénéficié des connaissances nouvellement acquises.

Cependant les chimistes travaillaient de leur côté.

Malgré la complexité de cet ordre de recherches, ils ont abordé avec succès le problème de la nutrition, à l'état de santé et pendant la maladie. Des résultats considérables ont été obtenus et le moment semble opportun d'appliquer à la thérapeutique les données recueillies par la chimie biologique.

On comprend maintenant l'importance qu'il y a à connaître le plus exactement possible les aliments qui peuvent être utilisés dans les différentes maladies, et dans quelle mesure ils peuvent l'être. Bien plus, on entrevoit déjà le mode de cette utilisation et nous pouvons, beaucoup mieux qu'autrefois, proportionnant l'alimentation à la dénutrition, équilibrer les recettes et les dépenses.

L'analyse chimique en prenant pour base naturelle l'observation clinique a commencé la rénovation d'une partie de la pathologie et de la thérapeutique. L'hygiène alimentaire a surtout profité de ces recherches.

Cette branche de la thérapeutique hygiénique présente du reste une importance capitale. Il suffit pour s'en convaincre de passer une revue rapide des divers ordres de maladies.

Nous les diviserons en trois grandes classes :

A. *Les maladies infectieuses et parasitaires ;*

B. *Les intoxications ;*

C. *Les maladies par viciation de la nutrition et de la réaction nerveuse.*

A. En présence des maladies infectieuses, le médecin peut se proposer de détruire le parasite ou de soutenir l'organisme dans la lutte contre l'agent infectieux.

Détruire le parasite, une fois qu'il s'est installé dans l'économie, n'est pas chose facile. Les antiseptiques sont tout aussi dangereux pour la cellule animale que pour le microbe. Si on les prescrit à doses élevées, on risque, comme l'a dit Jaccoud, de tuer le malade en visant le microbe. Il faut, dans tous les cas, s'efforcer de venir en aide à l'organisme dans la lutte qu'il soutient contre l'ennemi envahisseur. Avant tout on doit alimenter le malade d'une façon suffisante.

Cette nécessité n'a pas toujours été comprise; sous l'influence des doctrines funestes de Broussais, les fébricitants étaient saignés à blanc et mis en état d'inanition presque complète. On eût voulu leur enlever leurs moyens de défense et de guérison qu'on ne s'y fût pas pris autrement.

En présence des hécatombes broussaisiennes, la réaction ne tarda pas à se produire, et l'on se mit à nourrir les malades. La clinique donna empiriquement comme indication générale qu'il fallait les alimenter; l'analyse chimique précisa, en étudiant l'assimilation et la désassimilation des substances azotées au cours des pyrexies, le degré d'utilité de cette alimentation et sa mensuration possible par des chiffres.

La diète et l'inanition qui en est la conséquence ne doivent être exceptionnellement permises que pour des maladies fébriles de courte durée.

S'il convient d'alimenter les malades atteints de maladies fébriles aiguës, il est plus nécessaire encore de nourrir les chroniques.

La tuberculose pulmonaire fournit un exemple très probant des avantages de cette méthode. L'hygiène alimentaire a été placée au premier plan dans le traitement de cette maladie, et dans les *sanatoria* qui ont été créés les moyens hygiéniques priment le médicament qui ne vient plus qu'à un plan tout à fait inférieur. Partout les mêmes principes sont mis en œuvre avec un égal succès. Partout, à Gœrbersdorf, à Falkenstein, à Hohenhonnef, au Canigou, à Leysin, les malades vivent le plus possible au grand air de façon à acquérir un vigoureux appétit et à manger beaucoup. Les aliments sont d'une digestion facile et d'une richesse calorique aussi élevée que possible. L'exercice est modéré, de façon à réduire au minimum les dépenses de désassimilation. Cette méthode a donné les meilleurs résultats et nul ne doute qu'elle doive désormais servir de base au traitement de la tuberculose pulmonaire.

« Seule, l'hygiène thérapeutique, dit le professeur Grancher, est capable de réparer, de cicatriser, de restaurer les lésions, de refaire des forces et des tissus, d'équilibrer les recettes et les dépenses de l'organisme. Or, cet équilibre est la définition même de la santé, c'est-à-dire de la guérison. Quoi qu'il arrive, il faudra donc toujours en venir au traitement par l'alimentation, l'aération et l'insolation, sans lesquelles nos cellules ne sauraient réparer leurs pertes. Or, le sérum antituberculeux pourra, tout au plus, neutraliser l'action malfaisante de la tuberculine sur nos tissus, il ne pourra faire ni un globule rouge, ni un globule blanc. Ceux-là qui sont les agents les plus actifs de la vie cellulaire de nos organes, qui sont les vrais facteurs de la guérison, nous les faisons avec des aliments et une bonne assimilation.

« Commençons donc par faire ce traitement qui sera toujours nécessaire et contre le bacille tuberculeux et contre les autres bacilles, puisque, au surplus, nous ne savons pas si quelque heureux savant trouvera jamais l'antituberculine et que nous savons déjà, par les preuves les plus certaines, que ce traitement hygiénique, toujours utile, suffit, à lui seul, à la guérison de la tuberculose. »

Faut-il aussi rappeler combien les enfants atteints de tuberculose osseuse, articulaire et ganglionnaire, bénéficient du séjour au bord de la mer et citer encore les bons effets de l'hygiène et de la climatothérapie dans les convalescences et dans un grand nombre de maladies chroniques : la chlorose, les anémies, le paludisme, etc.? La démonstration est suffisante.

B. Les intoxications sont exogènes ou endogènes; les premières provoquées par des substances étrangères, les secondes par des produits qui ont pris naissance dans l'organisme lui-même. Ce sont les auto-intoxications, si souvent invoquées depuis quelques années.

Le rôle de l'hygiène est évident et connu depuis longtemps dans la prophylaxie des intoxications exogènes; il ne suffit pas de savoir qu'une personne est devenue malade sous l'influence de telle ou telle substance nocive, il faut encore la mettre désormais à l'abri de l'empoisonnement, faire que le saturnin, par exemple, n'absorbe plus de plomb, l'hydrargyrique plus de mercure.

Le rôle des auto-intoxications était beaucoup moins connu. On sait seulement depuis quelques années que l'auto-intoxication est le facteur principal de l'urémie et de l'ictère grave. Il y a peu de temps qu'on apprécie à sa réelle valeur la part prise par l'insuffisance rénale et l'insuffisance hépatique dans nombre de complexus morbides, de maladies aiguës ou chroniques.

Grâce surtout aux recherches de Bouchard, nous savons aujourd'hui que le milieu gastro-intestinal forme une réserve de poison incessamment renouvelée. Il convient, pour en diminuer la nocivité, de réduire au minimum les toxines directement introduites par l'alimentation, et de ne donner que des aliments peu susceptibles de fermentation et de putréfaction intra-intestinales. C'est donc encore à l'hygiène que revient la plus grosse part, dans le traitement de toutes ces auto-intoxications dont le rôle est si prépondérant dans la genèse des états morbides.

C. Nous réunissons dans ce groupe, à cause de leur évidente parenté, les maladies par viciation de la nutrition et les maladies par viciation de l'innervation.

Est-il besoin de faire ressortir le rôle primordial de l'hygiène dans le traitement de la goutte, de l'obésité et du diabète? On ne peut rien contre ces états diathésiques sans le régime, sans la réglementation méthodique des recettes et des dépenses de l'organisme, de l'alimentation et de l'exercice.

Le véritable traitement de la goutte, de l'uricémie, de la gravelle, de l'arthritis, de l'herpétisme, repose sur l'emploi des modificateurs hygiéniques.

L'obésité n'est combattue que par le régime et par l'exercice; il en est de même du diabète et de la glycosurie dans le traitement desquels les médicaments les plus vantés doivent céder devant le régime, l'exercice, les différents moyens hygiéniques.

L'utilité de l'hygiène dans les maladies nerveuses semble moins nette à première vue. Mais n'est-ce pas elle qui proscrira les mariages entre ceux qui appartiennent à la grande famille des dégénérés héréditaires?

N'est-ce pas par une véritable hygiène cérébrale qu'il sera possible de mieux corriger et guérir les névroses et les psychoses?

Ses avantages ne pourraient en tout cas être mis en doute pour la neurasthénie, qui résulte d'un véritable surmenage cérébral chez des prédisposés.

Le rapide coup d'œil que l'on vient de jeter sur les états morbides considérés dans leur ensemble, au point de vue de la pathologie générale, suffit pour montrer la place éminente de l'hygiène dans le traitement qui leur convient. L'examen des localisations morbides sur les divers organes serait tout aussi démonstratif.

On y trouverait de multiples occasions de mettre en pratique les principes généraux que nous venons d'exposer.

Dans les maladies du cœur, du foie et des reins, il appartiendra à l'hygiéniste d'indiquer l'alimentation qui mettra, dans la mesure du possible, le malade à l'abri de l'insuffisance rénale et hépatique. Dans le traitement des maladies de l'estomac et de l'intestin, l'hygiène alimentaire vient incontestablement en première ligne. Ce sont les vices de l'alimentation qui provoquent la plupart des gastropathies; c'est donc à l'alimentation bien comprise qu'il faut en demander l'atténuation et, si cela est possible, la réparation. Ici encore la chimie a rendu un service de premier ordre à l'hygiène thérapeutique, en faisant reconnaître, dans les différents états dyspeptiques, des états chimiques variables et quelquefois opposés.

Nous sommes à une époque à laquelle, la chimie biologique aidant, les indications hygiéniques prendront, sous le contrôle de l'observation, une place de plus en plus grande dans le traitement; déjà pour beaucoup de maladies chroniques, l'hygiène importe surtout, et, dans l'hygiène, le régime alimentaire. En somme, dans les affections de l'estomac, dans l'albuminurie, dans les maladies de la première enfance, ne trouve-t-on pas la guérison par l'application des préceptes hygiéniques?

Ces idées renverseront les préjugés de beaucoup de malades et d'un trop grand nombre de médecins qui ont conservé une foi aveugle dans le médicament auquel ils attribuent une valeur presque surnaturelle; ils y croient comme le sauvage à son fétiche et à ses amulettes.

Sans doute il est regrettable que nous ne connaissions pas des médicaments spécifiques s'appliquant à chacune des maladies aiguës ou chroniques. Il est beaucoup plus facile, en effet, d'avaler une pilule ou de boire une potion que de suivre pendant des mois et des années un régime qui vous sèvre des plaisirs de la table et vous gâte les réunions mondaines.

Pour lutter par le régime contre une maladie chronique, il faut une grande force de volonté et une grande persévérance. Il faut aussi une grande conviction. Comment passerait-elle dans l'esprit du malade si elle n'avait pénétré d'abord l'esprit du médecin?

En résumé, l'*hygiène thérapeutique* telle que nous la comprenons représente l'ensemble des moyens que l'hygiène met à notre disposition pour la prophylaxie et le traitement des maladies. Les anciens la désignaient sous le nom de *diététique*, expression qui a aujourd'hui un sens beaucoup plus limité.

La direction intelligente de ces moyens, dits aussi *modificateurs hygiéniques*, est une des branches les plus importantes et les plus délicates de la médecine. Elle joue un rôle prépondérant dans la plupart des traitements, et Dujardin-Beaumetz, qui était cependant un thérapeute, lui a accordé, surtout dans ses dernières publications, la part qu'elle mérite.

Bouchardat s'exprimait ainsi :

« J'ai eu deux phases distinctes dans ma vie thérapeutique. J'ai consacré une partie de ma jeunesse à la thérapeutique pharmaceutique et mon âge mûr aux recherches originales de thérapeutique hygiénique.

« En avançant dans la vie, les jeunes médecins verront comme moi que la pharmaceutique ne tient pas toutes ses promesses, et ils reviendront bien souvent à l'emploi sagement dirigé des modificateurs hygiéniques. »

Aux différentes époques de l'histoire, l'hygiène thérapeutique a été diversement appréciée; la médecine grecque lui a été très favorable. Galien, par la foi qu'il inspira dans les médicaments composés, modifia l'opinion hippocratique, peu disposée aux drogues. Les médecins grecs se contentaient de prescrire des modificateurs hygiéniques.

L'école arabe suivit les errements de la méthode galénique. Comment d'ailleurs l'hygiène aurait-elle pu prospérer avec les Arabes, qui introduisirent deux grandes erreurs?

La première, celle de l'influence des corps célestes sur la santé, la vie et le sort des hommes, et la prétention de lire leur destinée dans les astres.

Ceux qu'ils désignèrent sous le nom de *chated* étaient astrologues, musiciens, médecins, poètes, législateurs et prêtres, caractères qu'on ne trouve jamais réunis dans une même personne que chez les peuples barbares et sauvages.

La seconde était de chercher dans des médicaments particuliers des vertus pour conserver la santé du corps. Il était en effet bien plus agréable de trouver dans une panacée le moyen de prolonger ses jours sans renoncer à aucune des jouissances de la sensualité et sans être obligé de recourir à la tempérance.

Galien nous apprend que déjà du temps d'Hérodote, 344 ans avant notre ère, on connaissait sous le nom de « main des Dieux » des compositions auxquelles on attribuait des propriétés merveilleuses pour la conservation de la santé.

Pline parle aussi de quelques panacées connues de son temps. Que de vertus n'a-t-on pas attribuées à la thériaque d'Andromaque!

Les Arabes en ont inventé de différentes espèces.

Roger Bacon, le grand Bacon lui-même, lord Verulam, ont cru à ces propriétés prestigieuses.

Quels progrès d'ailleurs les musulmans auraient-ils pu faire faire à la science sous le règne d'une loi qui considérait l'ouverture d'un cadavre comme un sacrilège et qui ne permettait même pas la dissection des animaux? Le peu de lumière qui existait s'affaiblit au milieu du tumulte des armes et s'éteignit au sein de la volupté.

L'Alcoran fut le seul livre; on brûla les autres, ou parce qu'ils étaient superflus s'ils ne contenaient que ce qui était dans l'Alcoran, ou parce qu'ils étaient pernicieux s'ils contenaient quelque chose qui n'y fût pas.

La révolution que consomma la prise de Constantinople en 1453 par la dissémination en Europe des lettres grecques ne déracina pas les préjugés astrologiques, et, dans ce temps même, vers 1470, Marsilius Ficinus écrivait un traité sur la conservation de la santé et la prolongation de la vie, où il conseille de consulter les astrologues à l'époque des septenaires ou années climatériques, de recourir aux pratiques de la magie et d'user de quelques préservatifs contre l'influence maligne des principales planètes.

Cette folie a duré longtemps; elle n'a pas même complètement disparu aujourd'hui, où certains esprits étranges se livrent encore à des procédés d'envoûtement.

Cependant, au commencement du XVIe siècle, Paracelse avait réagi contre la polypharmacie encombrée d'éléments ridicules, mais il défendit la théorie des spécifiques en consacrant l'emploi des préparations de mercure, de fer et de plomb.

La liaison qu'il établit, lui, ses élèves et ses successeurs, entre l'astrologie et les médicaments énergiques qu'il préconisait, fut une des causes de l'engouement pharmacologique. Ces excentricités éloignaient tout ce qui touchait à l'étude des modificateurs hygiéniques.

Cependant ces moyens exigent des connaissances approfondies et une appréciation difficile et délicate de chaque malade.

Ils sont peu goûtés des médecins superficiels et de la plupart des malades, qui préfèrent l'action bruyante, rapide comme une action de théâtre, du médicament, sous forme d'injections reconstituantes et régénératrices par exemple, à une méthode qui produit moins d'effet, exige du temps, et réclame de celui qui l'emploie des connaissances qui sont longues à acquérir et un véritable talent d'observation.

Il nous reste à dire dans quel esprit et pourquoi nous avons entrepris cette publication.

Des ouvrages importants ont été en France, depuis quelques années, consacrés à l'hygiène thérapeutique : les leçons du regretté Dujardin-Beaumetz, le régime alimentaire de Germain Sée des traités généraux ou des monographies spéciales renfermant des chapitres particuliers sur l'hygiène thérapeutique du goutteux, de l'obèse, du diabétique, du tuberculeux, du neurasthénique, etc.

Mais, il n'existe pas encore de Traité de thérapeutique hygiénique qui attribue un volume distinct à chacune des grandes maladies de la nutrition ou à chacune des grandes classes de maladies aiguës ou chroniques. C'est cette lacune que nous avons voulu combler.

Chacun des volumes de cette collection ne sera consacré qu'à une seule maladie ou à un seul groupe de maladies. Grâce à leur format, ils seront d'un maniement commode.

D'un autre côté, en accordant un volume spécial à chacun des grands sujets d'hygiène thérapeutique, il sera facile de donner à leur développement toute l'étendue nécessaire.

L'hygiène thérapeutique s'appuie directement sur la pathogénie ; elle doit en être la conclusion logique et naturelle. La genèse des maladies sera donc étudiée tout d'abord. On se préoccupera moins d'être absolument complet que d'être clair. On ne cherchera pas à tracer un historique savant, à faire preuve de brillante érudition, à encombrer le texte de citations bibliographiques. On s'efforcera de n'exposer que les données importantes de pathogénie et d'hygiène thérapeutique et à les mettre en lumière.

Les travaux relatifs à la genèse des maladies se sont tellement multipliés, la bibliographie internationale devient si considérable, qu'en médecine comme pour toutes les sciences appliquées, la division du travail s'impose comme une nécessité. C'est pourquoi nous n'avons pas voulu entreprendre seul la préparation et la publication de cet ouvrage. Nous avons fait appel à plusieurs collaborateurs, dont la plupart ont été nos élèves. La besogne a donc pu être partagée et, tout naturellement, les sujets ont été distribués en tenant compte des travaux antérieurs et des prédilections de chacun.

L'unité dans l'ensemble sera assurée par notre direction et notre collaboration personnelle.

On nous permettra de rappeler que nous nous sommes particulièrement adonné, depuis de longues années, à l'étude de l'hygiène. L'hygiène internationale et nationale, l'assainissement des villes et des localités, l'hygiène professionnelle, etc., nous ont d'abord occupé. Les conditions de la vie moderne et la nature de nos fonctions nous imposaient ces divers ordres de sujets. Cependant nous n'avons jamais cessé d'être médecin et, à l'heure actuelle, nous voudrions rappeler cette vérité que l'hygiène et la médecine n'étant séparées que par des frontières conventionnelles, la thérapeutique peut emprunter de précieuses ressources à l'hygiène.

BIBLIOTHÈQUE D'HYGIÈNE THÉRAPEUTIQUE

Dirigée par le professeur ***PROUST***

L'HYGIÈNE DES ASTHMATIQUES

PAR

E. BRISSAUD

Professeur agrégé à la Faculté de médecine de Paris

Médecin de l'Hôpital Saint-Antoine

PARIS

MASSON ET CIE, ÉDITEURS

LIBRAIRES DE L'ACADÉMIE DE MÉDECINE

120, BOULEVARD SAINT-GERMAIN

1896

AVANT-PROPOS

Par un phénomène singulier dont l'histoire de notre langue nous offre de nombreux exemples, le mot Asthme[1], *qui à l'origine ne signifiait pas autre chose que* Respiration, *est devenu synonyme de* Dyspnée, *c'est-à-dire de* difficulté respiratoire. *Chose plus curieuse encore, il n'est entré dans le lexique médical qu'après avoir été, au moyen âge, un terme de fauconnerie. L'*asma *était en effet une forme de dyspnée des oiseaux-chasseurs, survenant aux changements brusques de température. On disait « un oiseau asmé ». Enfin, après avoir repris sa signification de* dyspnée en général, *il est arrivé peu à peu à caractériser une* névrose pulmonaire *accompagnée de catarrhe bronchique, pénible infirmité dont notre poète Deschamps était sans doute affligé :*

Dieux scet que ma viellesse endure
De froit et reume, jour et nuit,
De flemme, de toux et d'ordure....

1. Ἆσθμα, respiration.

La langue rustique emploie pour désigner la même maladie des termes qui n'ont rien de plus caractéristique, mais qui n'en ont pas moins une adaptation limitée au même fait. Un asthmatique est un « court de vent », *il a le* « court-vent[1] », *ou le* « deshalen[2] », *ou le* « pousseriau[3] ». *Dans tous les pays, on dit qu'il est* poussif.

Jusqu'à notre époque, on a discuté sur la nature de l'asthme.

Avicenne avait prétendu que cette dyspnée, dont les causes et la forme clinique sont très spéciales, devait être une convulsion *pulmonaire; et comme le mot* asthme *était, dans le vocabulaire des traducteurs, synonyme de dyspnée, on ajouta jusqu'au siècle dernier le qualificatif* convulsivum *pour affirmer le caractère nerveux de l'affection.*

L'origine nerveuse de l'asthme n'était pas cependant démontrée encore. Ce n'était tout au plus qu'une doctrine.

Willis éclaira cette doctrine d'un nombre de faits très probants et très judicieusement interprétés. Il parle des sujets qui deviennent « aussitôt essoufflés s'ils n'ont pas toujours la tête élevée ou penchée en avant, et qui respirent comme des moribonds dès qu'ils la portent en arrière »..., affection qui ne fournit « aucun indice apparent d'une maladie des poumons » *et qui survient suivant que « les fonctions*

1. Gâtinais.
2. Landes.
3. Berry.

ordinaires des nerfs du diaphragme *sont empêchées ou troublées* ». *Enfin, il avait remarqué que cet asthme convulsif est plus fréquent* « chez les hypochondriaques ».

Morgagni rendit justice à la solidité des arguments de Willis, mais non sans réserves. Il concédait que l'asthme est convulsif et que, même lorsqu'il dépend des nerfs de la nuque et du cerveau, *il se traduit quelquefois* « par un catarrhe et non point par des convulsions[1] ». *Toutefois il se demandait si les organes abdominaux situés au contact du diaphragme, entre autres le pancréas et l'estomac, ne sont pas le point de départ de la crise. Dans ces conditions, les troubles spasmodiques ou sécrétoires dont les bronches ou les poumons sont secondairement le siège rentreraient dans la série des actes morbides que nous qualifions aujourd'hui de* réflexes.

C'est donc Morgagni qui, le premier, entrevit cette variété d'asthme dont la cause prochaine réside toujours dans les centres nerveux, mais dont la cause lointaine doit être cherchée dans les viscères.

Beaucoup d'affections viscérales sont capables de donner lieu à une dyspnée asthmatique, *c'est-à-dire à une dyspnée* nerveuse, spasmodique, soudaine et passagère. *Les insuffisances cardiaques, la maladie de Bright, la lithiase biliaire, etc., sont de ce nombre. Entre ces faux asthmes et l'asthme essentiel, il n'y a qu'une analogie symptomatique, mais nulle équivalence nosologique.*

1. Lettre XV, § 4.

L'asthme vrai *est une pure névrose, comme l'avait soutenu Avicenne, et il ne sera ici question que de celui-là, attendu que* l'hygiène thérapeutique de l'asthme *n'ayant d'unité qu'autant qu'elle vise une condition morbide définie, ses lois ne sont pas applicables aux pseudo-asthmes accidentels, syndromes variables et disparates.*

Il est bien rare qu'une névrose pure *compromette l'existence. En ce qui concerne l'asthme, l'opinion courante est encore plus optimiste.*

L'asthme est, dit-on, un « brevet de longue vie ». Le dicton populaire attribue également ce privilège à des manifestations diathésiques très étroitement apparentées à l'asthme : l'eczéma, l'urticaire, la migraine.

Or si l'asthme est une protection, *est-il prudent de le combattre ?*

La vérité est que beaucoup d'asthmatiques atteignent un âge avancé sans avoir eu à souffrir d'aucune maladie aiguë, sans autre infirmité que leur névrose périodique. On peut même affirmer, sur la foi de leurs déclarations, que jamais ils ne se portent mieux que dans les jours qui précèdent et qui suivent leurs plus grandes crises. Si les crises ne sont pas fréquentes, surtout si elles sont de courte durée et ne produisent pas un emphysème définitif par distension prolongée des alvéoles, le plus sage est de ne rien faire. Quelques-uns en prennent leur parti sans consulter le médecin. Ils savent que l'orage embellit le temps. Mais cette philosophie n'est pas donnée à tous. Il faut donc la prêcher à ceux qui ne la pratiquent pas. Le médecin n'est pas toujours taxé d'incapacité pour ne savoir conseiller rien de mieux à son malade que de « vivre avec son mal ». La formule a du bon, car vivre avec son mal c'est déjà n'en pas mourir. Et c'est l'essentiel.

D'ailleurs nous serions beaucoup plus embarrassés d'enrayer brusquement une crise d'asthme qu'une crise de goutte aiguë; et cela fût-il en notre pouvoir que nous devrions nous l'interdire, aussi bien pour l'asthme que pour la goutte. Savons-nous, après tout, quelles métastases pourraient inopinément survenir ?

En résumé, l'hygiène des asthmatiques consiste surtout en une sorte de discipline fonctionnelle que chacun de nous peut et doit s'imposer; elle emprunte bien moins à la thérapeutique qu'à ce régime de vie ponctuel et mesuré qui assure le maximum de sécurité à un organisme en souffrance. Dans le programme qu'elle se propose, la part de collaboration du malade l'emporte sur celle du médecin. Bref, on pourrait, à l'exemple de J.-J. Rousseau, dire de cette hygiène individuelle : « Ce n'est pas une science, c'est une vertu. »

L'HYGIÈNE

DES

ASTHMATIQUES

HYGIÈNE ÉTIOLOGIQUE ET PATHOGÉNIQUE DE L'ASTHME

Les données sur lesquelles s'appuie toute hygiène rationnelle — thérapeutique ou prophylactique — se résument à la notion des causes morbigènes et du mécanisme par lequel ces causes déterminent les réactions pathologiques. « Mal bien connu est à demi pansé, » dit le proverbe. Et c'est bien en effet de l'étiologie et de la pathogénie que l'hygiène dérive. Mais l'étiologie et la pathogénie sont d'inégale importance. L'étiologie ne vise que des faits certains, et les indications pratiques qu'on en peut tirer sont toujours positives. La pathogénie, au contraire, obéit souvent aux fluctuations de la doctrine et subit forcément l'influence des théories en faveur. Si l'on se fiait exclusivement à la pathogénie, l'hygiène prétendue « rationnelle » risquerait fort de s'égarer. L'étiologie, plus empirique en apparence, plus scientifique en réalité, est un guide infiniment plus sûr.

Il faut savoir à quoi l'on s'attaque. L'asthme se traduit par des phénomènes multiples et complexes, les uns fondamentaux, les autres accessoires. Ceux-ci sont quelquefois les plus bruyants, les plus alarmants, en tout cas les plus pénibles. Ils découlent de ceux-là, ils leur sont subordonnés, et si l'hygiène ne tendait à les prévenir ou à les atténuer qu'en raison de leur intensité plus grande elle manquerait son but. C'est l'étiologie qui la dirige en lui signalant les causes véritables de la maladie, car l'étude la plus approfondie des symptômes ne lui sert presque de rien. C'est l'étiologie seule qui nous a révélé la nature essentiellement névropathique de l'asthme et qui nous a, du même coup, démontré la supériorité de l'hygiène générale des névroses. Puis, l'analyse des éléments de la crise, de leurs rapports réciproques, de leur succession, de leur enchaînement, a éclairé la pathogénie; et nous sommes arrivés de la sorte à concevoir non seulement le mode d'action de la cause et le mode de réaction de l'organisme, mais encore la raison d'être des variétés cliniques de l'asthme. Celles-ci sont nombreuses : d'où il résulte que l'hygiène doit se modifier suivant les cas, sans s'écarter des règles prescrites par l'étiologie.

Ces considérations préliminaires paraîtraient bien vagues si le lecteur n'était supposé déjà au courant des faits essentiels et s'il devait y voir autre chose qu'une entrée en matière à l'étude *clinique* de la maladie elle-même. Car il faut au moins esquisser un tableau symptomatique de l'asthme nerveux. C'est une obligation à laquelle il est impossible de se soustraire. La clinique est le préambule indispentable de tout exposé médical théorique ou pratique. Elle n'est jamais de remplissage ni de hors-d'œuvre. Il n'y a pas de résultats expérimentaux qui ne nous y ramènent. Et si de récentes recherches ont jeté quelque lumière sur les matières dont nous allons nous occuper, c'est encore la clinique qui la leur a fournie. La clinique n'est-elle pas l'objet commun de l'observation médicale et de la physiologie pathologique?

Le chapitre qui va suivre aura donc pour but de mettre en relief tout ce qui peut fournir un surcroît de preuves à l'appui de la nature névropathique de l'asthme.

Et quant aux conséquences d'hygiène pratique que nous aurons à formuler, elles procéderont naturellement de cette étiologie et de cette pathogénie.

I

LA CRISE D'ASTHME TYPIQUE

Comme la plupart des névroses, l'asthme affecte un grand nombre de variétés cliniques; mais les différences qui les séparent n'empêchent pas de les fondre dans un moule en quelque sorte idéal, dont la pureté de convention apparaît dès les descriptions des plus anciens auteurs. C'est la description de Trousseau qui, parmi les modernes, restera certainement la plus célèbre. Elle est d'un maître et aussi d'un connaisseur. On a bien le droit de dire cette fois qu'elle est *vécue*. En revanche, elle a peut-être le tort d'être trop personnelle. Trousseau a trop schématisé le type en se décrivant lui-même, à moins qu'il n'ait voulu le simplifier dans un but purement didactique. Quoi qu'il en soit, voici comment les choses se passent.

Deux sensations prodromiques avertissent le

sujet de l'imminence de sa crise : d'abord un goût de la salive difficile à définir; puis, une pesanteur gastrique très particulière et qu'il connaît bien, sans dyspepsie véritable et sans inappétence. Il ne la perçoit guère qu'au repas du soir, n'en tire pas forcément mauvais augure, se couche bien portant en somme, et s'endort d'un bon sommeil. Environ trois heures après, il est réveillé par la difficulté même de sa respiration, et à ce moment précis la crise éclate.

C'est une dyspnée, simple au début, avec oppression précordiale d'intensité variable et d'ailleurs inconstante. Le malade qui, l'éprouvant pour la première fois, ne se rend pas compte de la nature de son mal, s'alarme promptement, croit qu'il va étouffer, se précipite hors de son lit, ouvre les fenêtres, et fait effort de tous ses muscles pour donner un plus libre passage à l'air dans ses voies respiratoires; il n'est calmé que momentanément par la fraîcheur du dehors. Alors il s'assied, penché en avant, les mains ou les coudes appuyés sur les genoux et instinctivement s'évertue à mettre en jeu les dilatateurs accessoires de la cage thoracique. Une sueur abondante l'imprègne de la tête aux pieds; la face s'injecte, quelquefois se cyanose et même se tuméfie; le mucus pituitaire s'écoule en abondance et provoque des éternuements. La respiration devient sonore; les râles sibilants et ronflants s'entendent à distance. Les choses durent ainsi deux heures environ, parfois plus, rarement moins. Peu à peu l'orage se calme, l'oppression est moins angoissante. Jusqu'alors le malade n'avait pas toussé; maintenant il tousse et expectore des glaires abondantes, épaisses, grisâtres, mélangées de spume et au milieu desquelles nagent de petites masses opalines, arrondies, gélatineuses, que Laënnec appelait *crachats perlés*.

L'expectoration est, en général, le signe que la crise touche à sa fin. L'asthmatique expérimenté ne s'y trompe guère : elle lui apporte toujours du soulagement et semble lui annoncer que l'obstacle à la pénétration de l'air s'éliminant, la respiration va reprendre son ampleur normale. Peu importe l'interprétation : la crise est terminée. Une copieuse émission d'urine en marque souvent la fin, et le sommeil revient, cette fois profond, réparateur.

Le lendemain matin, il ne subsiste de cette alerte qu'un mauvais souvenir et l'appréhension d'une récidive. Quelquefois on constate encore une persistance de la bouffissure faciale avec légère injection des sclérotiques. Mais la respiration a repris son aisance et son amplitude, et à part une sensation de fatigue générale, sans anorexie, sans paresse gastrique, rien ne ferait supposer au novice un retour offensif du mal. Ce retour a lieu cependant, dès la nuit suivante, à la même heure et toujours sans provocation appréciable. Identique à la première si ce n'est qu'elle a généralement moins de violence, la seconde crise se déroule et se termine comme se dérouleront et se termineront la troisième, la quatrième, et toutes les suivantes. Une sorte de rythme inexplicable préside à ces *ictus*. Chez certains sujets, le moment est d'une précision chronométrique : ce n'est pas à onze heures ou à minuit *environ*, c'est à onze heures *vingt*, c'est à minuit *dix* qu'a lieu le réveil. Il n'y a là rien d'exagéré ou de légendaire. Telle est la stricte réalité des faits dont font foi, par centaines, des témoignages de l'authenticité la plus incontestable. Il n'y aurait même pas lieu de s'y arrêter si la périodicité de ce mal, si son étonnante ponctualité n'étaient les meilleurs arguments à invoquer en faveur de son origine nerveuse.

Une série de crises nocturnes successives s'appelle, dans le langage des malades, une *attaque* d'asthme : c'est la même formule que pour la goutte. Dans l'intervalle des attaques, la santé redevient normale, tantôt parfaite pour les uns, tantôt agrémentée de malaises divers pour les autres. La seconde attaque ressemble à la première attaque, comme la seconde crise ressemble à la première crise. L'époque de son apparition est généralement la même, comme aussi son évolution et le nombre des crises dont elle se compose. La troisième ressemble à la seconde... et ainsi de suite, comme dans la chanson.

Il est des asthmatiques chez lesquels les crises et les attaques conservent, pendant la vie entière, des caractères immuables. Déjà sous ce rapport ils sont comparables à certains épileptiques. Ceux-là, il faut le dire immédiatement, constituent l'exception. Chez les autres, qui sont l'immense majorité, la répétition des attaques, leur durée plus longue, la diminution progressive de leurs intervalles entraînent des désordres plus ou moins profonds et permanents de la fonction respiratoire. Il ne s'agit plus d'un *syndrome défini*. Les paroxysmes qui subsistent se dégagent imparfaitement de l'état complexe qu'ils ont provoqué et où dominent à présent l'*emphysème* et le *catarrhe*. Si l'on veut alors s'y reconnaître dans l'ensemble morbide, souvent très composite, que la névrose initiale a préparé de si longue date, il faut revenir sur le passé et chercher la nature de la maladie présente dans ses premières manifestations, en remontant jusqu'à l'époque où elle n'existait encore que pour elle-même.

Procédons méthodiquement à l'analyse des symptômes de la crise d'asthme, et nous allons y retrouver les attributs d'une franche et grande névrose.

Deux éléments fondamentaux caractérisent la crise : la *dyspnée* et le *trouble vaso-sécrétoire*.

1° La dyspnée a ceci de spécial qu'elle est seulement expiratoire, à peu d'exceptions près, comme l'emphysème, à l'inverse des dyspnées congestives ou phlegmasiques.

2° Le trouble vaso-sécrétoire consiste en une exsudation soudaine et abondante de toutes les muqueuses respiratoires. Bronchioles, bronches, trachée, larynx, fosses nasales, il n'est pas jusqu'aux muqueuses du canal nasal et de la conjonctive qui ne participent à cette hyperémie singulière. Le produit de sécrétion des bronchioles est surtout remarquable par sa viscosité exceptionnelle et par la nature des éléments figurés (cellules ou cristaux) qu'il renferme. Nous reparlerons de ces éléments un peu plus loin.

Il est presque inutile d'insister sur le fait de la crise elle-même, c'est-à-dire de ce passage subit de l'état de santé à l'état de maladie, auquel l'appellation actuelle de *crise*, détournée de son sens primitif, convient sans restriction. D'ailleurs les crises, dans toutes les grandes névroses, n'ont-elles pas la même soudaineté? Qu'il s'agisse d'asthme ou d'angine de poitrine, de tic facial convulsif ou d'épilepsie, la transition est brusque et se fait toujours par surprise; l'imprévu est sa loi.

Le type clinique que Trousseau nous a présenté comme modèle pourrait, même avant qu'il fût question d'étiologie ou de pathogénie, servir d'argument en faveur de la théorie de l'asthme névropathique. Il suffit, pour s'en convaincre, de considérer attentivement et dans tous leurs détails les deux éléments de la crise : *dyspnée* et *trouble vaso-sécrétoire*.

Dyspnée.

Lorsque la crise doit se déclarer, quelques petits signes avant-coureurs l'ont annoncée déjà. Une impression fugitive, vague, indéfinissable, mais profondément sentie prélude à tout ce qui va suivre. Ce n'est qu'un *souffle*, dit le vulgaire. Les médecin disent : *aura*, et, dans leur langage, ce mot prend tout de suite une importance significative. En peu d'instants, la dyspnée atteint son maximum d'intensité. La difficulté de l'*expiration seule* n'est pas toujours perçue par le malade. Mais qu'on examine de loin sa conformation thoracique et ses mouvements respiratoires, et l'on verra que tous ses efforts tendent à chasser des poumons l'air inspiré. S'il paraît faire des efforts *inspiratoires*, c'est parce qu'il a besoin d'un air nouveau. En réalité, il cherche à *expirer* l'air accumulé dans un thorax dilaté à l'extrême. Car sa poitrine est globuleuse, les épaules sont soulevées, le dos s'arrondit, les espaces intercostaux sont distendus. Au moment de l'expiration, la paroi abdominale antérieure se contracte; au moment de l'inspiration elle ne se soulève plus. Le malade *ne respire plus du ventre*, il ne respire que du cou et des épaules. Faut-il admettre que la sécrétion surabondante des dernières bronchioles empêche la sortie de l'air inspiré? — Nullement, car l'asthme n'implique pas forcément l'hypercrinie bronchique, et c'est peut-être dans les formes dites *sèches* que la difficulté de l'expiration est le plus pénible.

Que signifie donc cette distension permanente de la poitrine? Pourquoi ce travail des muscles expirateurs? — La raison en est toute simple, on la voit, on la touche, on la mesure : c'est un *spasme des inspirateurs*, et plus spécialement du diaphragme. La contraction tonique de ce muscle augmente tous les diamètres du thorax, abaisse la limite de matité hépatique, immobilise l'ombilic, et se traduit même, chez quelques-uns, par une véritable crampe, tenace et poignante, de toute la circonférence du rebord costal. Les inspirateurs accessoires (scalènes, sterno-mastoïdiens, trapèze, etc.), plus accessibles à l'examen direct, surtout si le sujet est maigre, font des « cordes sous la peau », car ils sont, eux aussi, bientôt envahis par le même spasme permanent; ils sont *douloureux* à la palpation. Bref, leur participation au spasme inspiratoire total augmente encore la difficulté de l'expiration.

La percussion et l'auscultation ne font percevoir rien autre autre chose qu'un état du poumon où le spasme domine. A l'inverse de ce qu'on observe dans les dyspnées d'origine congestive, la percussion ne révèle que la perméabilité ou la forte distension des alvéoles (dans le premier cas, sonorité normale; dans le second, sonorité exagérée et même tympanisme). Quant aux signes stéthoscopiques, ils s'entendent à distance; ce sont des râles sonores à profusion, mêlés, vers la fin de la crise, de râles humides; mais la sibilance l'emporte toujours, même pendant le stade final d'expectoration. Jamais on n'entend de *souffle* véritable, jamais surtout de souffle *inspiratoire*. Si le murmure vésiculaire prend le caractère de la respiration forte ou supplémentaire, c'est seulement pendant l'expiration, et ce signe a certainement moins d'importance par lui-même que par la longue durée de l'expiration qui permet de le percevoir.

Le *prolongement de l'expiration*, tel est en effet le phénomène stéthoscopique par lequel l'asthme — si l'on y prend garde — se caractérise le mieux. L'élasticité du parenchyme pulmonaire qui, dans l'état de santé, réalise, à elle toute seule, l'expulsion de l'air inspiré, est ici loin de suffire à sa tâche. Le retrait de l'organe n'est pas possible si d'autres forces n'interviennent pas. Alors on voit entrer en jeu, sous l'effort de la volonté, tout cet appareil des expirateurs accessoires dont les contractions savamment combinées sont encore impuissantes à surmonter la résistance *tonique* du diaphragme. Le malade *pousse*, comme on dit vulgairement : il est « *poussif* ». S'il a de gros râles sonores, il « *roummelle* », il a le « roumeau » ou le « roumericau » : autant d'onomatopées que notre langue provinciale a justement respectées. C'est exactement ce qu'on voit dans l'emphysème, avec cette différence que l'emphysème supprime une fois pour toutes l'élasticité pulmonaire. Car l'emphysème est un mal irrémédiable; l'expiration y est toujours *active*, même en dehors des causes accidentelles qui exagèrent la dyspnée, telles que les bronchites aiguës, les troubles circulatoires de provenance cardiaque, voire même quelque crise surajoutée d'asthme essentiel. Au contraire, dans l'asthme vrai, rien n'est irrévocable; la dyspnée est passagère, elle ne tient pas à une lésion durable. On n'y peut admettre qu'un obstacle temporaire, spasmodique ou sécrétoire, — l'un et l'autre peut être?

Déjà, par tout cela, ne voit-on pas se justifier la théorie de la *dyspnée nerveuse*?

Le trouble vaso-sécrétoire.

L'exsudation bronchique est-elle une sécrétion exclusivement subordonnée à un trouble vaso-sécrétoire? Telle est la première question qui se pose.

A cet égard, la clinique ne nous renseigne pas clairement. Il est certain que les bronches sont encombrées par des mucosités compactes et collantes. Mais tous les accès ne se terminent pas par l'expectoration de ces mucosités. Même lorsqu'elles sont rejetées à la fin de la crise par de pénibles secousses de toux, elles sont trop peu abondantes pour expliquer le soulagement subit qui vient ensuite. Les crachats spumeux, grisâtres, roulés en perles, renferment de petits bouchons opalescents, secs, élastiques, résistant à l'écrasement, et auxquels on a fait jouer un rôle pathogénique tout à fait exagéré. Ces bouchons sont constitués : 1° par un *exsudat spiroïde*; 2° par des *cristaux*; 3° par des *cellules* dites *éosinophiles*.

Curschmann, Ungar ont insisté beaucoup sur l'exsudat spiroïde, amas de filaments muqueux, pelotonnés en spirale et parcourus sur leur longueur par une cavité centrale remplie d'air. Vierordt, V. Jacksch et Curschmann lui-même ont démontré que des productions identiques existent dans les crachats pneumoniques. Koracs les a rencontrés dans les crachats de la bronchorrée séreuse. Ils n'ont donc pas de spécificité asthmogène.

Leyden, d'autre part, a découvert des *cristaux* qualifiés d'*asthmatiques*, cristaux octaédriques de *phosphates organiques* selon Schreiner, d'une substance *mucinoïde* selon Salkowski. Ils sont absolument semblables à ceux que Charcot, le premier, et Neumann ensuite avaient observés dans la rate et la moelle des os chez les leucémiques. Pour cette raison on les appelle communément *cristaux de Charcot-Leyden*, mais leur présence est loin d'être constante. Patella les considère d'ailleurs comme provenant du résidu des anciennes spirales muquieuses dégénérées. Tout récemment, à la Société des hôpitaux de Rome, Matessori, dans une communication sur la *signification des cristaux de Leyden dans l'asthme bronchique,* soutenait que ces cristaux sont indépendants de l'accès asthmatique, mais que ce dernier leur fait subir certaines modifications. Dans tous les cas de bronchite chronique, on note la présence des cristaux de Leyden, mais ils sont de très petit volume, ce qui rend leur recherche assez difficile. « Après l'accès, il se produirait, par suite de la sténose bronchique, une espèce de trituration des sécrétions, d'où il résulte une fonte des petits cristaux en d'autres de volume plus considérable, faciles à constater au microscope. Cette propriété des cristaux de Leyden de se fondre peut être étudiée expérimentalement, en écrasant entre deux lamelles, les crachats expectorés avant l'accès : on a alors des préparations semblables à celles qu'on obtient en examinant les crachats expectorés après l'accès [1]. »

Enfin Müller, élève d'Ehrlich, a signalé dans les crachats des asthmatiques des éléments particuliers, dits *cellules éosinophiles,* désignés aujourd'hui sous le nom de *cellules d'Ehrlich.* Ce sont des leucocytes d'une variété spéciale, se distinguant par l'affinité

1. *Presse médicale,* 2 mai 1896.

de leurs granulations pour l'éosine, ou inversement. Leyden prétend que leur présence dans le mucus expectoré coïncide avec celle des cristaux et même qu'il existe une proportion à peu près constante entre ces deux sortes d'éléments. Ils apparaîtraient, les uns et les autres, au moment de l'accès et disparaîtraient lorsque l'accalmie a lieu.

Voilà tout ce que les recherches contemporaines ont ajouté à ce qu'on savait antérieurement de la crise d'asthme. C'est un bien faible bilan. Le microscope ne nous apprend, en somme, rien qui nous renseigne sur les causes de la crise. Les cellules éosinophiles, les cristaux, les spirales sont des produits de catarrhe parfaitement vulgaires, plus abondants peut-être chez les asthmatiques, mais dépourvus de spécificité réelle. Ce n'est pas à leur présence qu'on doit attribuer la dyspnée spasmodique et catarrhale; ils ne sont qu'un accessoire dans le fait de la sécrétion.

Et comment, en effet, pourrait-on leur prêter la moindre influence asthmogène, lorsque, dès le début de la crise, les muqueuses nasale et conjonctivale sont elles-mêmes le siège d'un flux abondant? — Beaucoup de crises, dans certaines formes atypiques dont il sera question plus loin, commencent par un coryza simple; et le catarrhe ne « retombe sur la poitrine » qu'après avoir atteint d'emblée son maximum d'intensité au plus loin des petites bronches, par conséquent bien loin des cristaux, des cellules éosinophiles et des spirales. Le phénomène vaso-sécrétoire n'est pas de provenance périphérique. Il a son origine dans les centres bulbaires qui tiennent sous leur dépendance toutes les voies respiratoires. Le spasme n'existe que là où les voies respiratoires sont munies d'un appareil musculaire; mais la localisation première du trouble nerveux peut être aussi bien nasale que bronchique.

Nous reviendrons ultérieurement sur ce point.

Bref, ce qui ressort des faits cliniques observés dans l'asthme essentiel ou convulsif, tel que l'ont décrit les plus anciens auteurs, tel que l'ont stéréotypé les leçons magistrales de Trousseau, c'est : 1° que rien ne démontre qu'il ne soit pas exclusivement névropathique; 2° que tout semble prouver son caractère de névrose franche, à la fois spasmodique et vaso-sécrétoire.

Quelle hygiène convient-il donc d'opposer à cet *asthme typique?*

II

HYGIÈNE THÉRAPEUTIQUE GÉNÉRALE DE L'ASTHME TYPIQUE

Il ne saurait être ici question d'autre chose que d'*hygiène thérapeutique*. Le sujet vient d'être circonscrit à dessein. La maladie a été considérée comme une affection transitoire, purement accidentelle, forcément récidivante, mais dépourvue de toute attribution anatomo-pathologique, puisque, dans les périodes intercalaires, la santé redevient parfaite, les crises ne laissant après elles aucun reliquat morbide.

Cet asthme typique, il faut bien le dire, est exceptionnel. La plupart du temps il se complique de phénomènes accessoires, et peu à peu ses caractères cliniques se transforment à tel point qu'on n'y reconnaît plus la névrose primitive. Mais puisqu'il existe en fait, malgré sa rareté, examinons dans quelle mesure une hygiène spéciale est capable de le prévenir ou de l'atténuer.

Deux questions se posent :

1° Peut-on prescrire aux asthmatiques (atteints de la forme typique qui vient d'être décrite) une hygiène efficace contre l'asthme lui-même?

2° Si cette hygiène est efficace, doit-on la conseiller? — Il semble, au premier abord, que, sur le second point, le doute ne soit pas possible. On verra cependant, à examiner les choses de près, quelles réserves s'imposent.

1° Existe-t-il une hygiène efficace à opposer à l'asthme typique? Et d'abord quelles sont les causes de cet asthme, toujours identique à lui-même et survenant toujours à l'improviste? — Nous les ignorons absolument. Nous les soupçonnons même si peu que l'asthme a été décrit comme une maladie *sans cause*. Il *est* par lui-même, il ne relève de rien, il fait partie de l'individu, il se manifeste quand il lui plaît, comme une personnalité morbide, capricieuse et autocratique; il est *essentiel* par définition. Ni saisons, ni climats, ni remèdes, aucune secousse physique ou morale, rien ne supprime le fait brutal de son existence dès le jour où il s'est affirmé. Les seules maladies qui lui soient comparables sont la migraine et l'épilepsie; l'une et l'autre ont la même indifférence pour tout ce qui n'est pas *elles*. — L'épilepsie surtout, « mal divin », dont la cause se dérobe à la raison humaine, est si proche parente de l'asthme qu'on a baptisé celui-ci du même nom. L'ingénieuse métaphore d'Avicenne a été justement rééditée par Cullen, Bretonneau, Trousseau : l'asthme est l'*épilepsie du poumon*.

Ce n'est pas que l'asthme essentiel se montre invariablement le même dans tous les cas. L'épilepsie essentielle n'est pas, elle non plus, uniforme. Les crises d'asthme ont leur individualité. Autant d'asthmatiques, autant de variantes du type. Cela est si vrai qu'un asthmatique ne parle jamais de ses crises en disant : « J'ai un asthme, » comme il dirait : j'ai un rhume. Mais il dit : « J'ai *mon* asthme. » C'est bien le *sien*, en effet, celui qu'il se connaît, son asthme intime, fonction de lui-même et de lui seul. Comme l'épilepsie, *cet asthme est d'autant plus constant dans ses manifestations extérieures que les attaques en sont plus espacées*. Tel asthmatique, par exemple, n'aura eu, dans toute sa vie, que douze ou quinze attaques, mais la dernière n'aura différé en rien de la première. Tel autre en aura subi bien davantage, mais alors, peu à peu, des symptômes accessoires en auront altéré la pureté originelle.

Il va de soi que si l'on prétend éviter ou enrayer par des moyens d'hygiène une maladie dont la seule cause saisissable est la prédisposition individuelle, c'est à la prédisposition qu'il faut s'attaquer. Or, la prédisposition diathésique, héréditaire ou acquise d'où procède l'asthme essentiel typique est, par excellence, le *neuro-arthritisme* ou *herpétisme*. L'hérédité similaire n'a pas besoin d'être démontrée; elle est connue de toute antiquité. L'hérédité non similaire fourmille de preuves : les goutteux, les graveleux, les migraineux, les dartreux engendrent des asthmatiques.

Les rapports de la diathèse arthritique avec l'asthme n'ont pas été admis sans restriction, et ne le sont pas, même aujourd'hui, par l'universalité des médecins. Bouchard taxe d'exagérées les relations de coïncidence affirmées par Trousseau. Germain Sée, qui les conteste plus formellement encore, reconnaît cependant, avec Salter, Charcot et l'immense majorité des auteurs, les alternances de l'asthme avec l'épilepsie. Il est notoire que ces alternances se manifestent non seulement chez le même individu, mais encore dans la même famille, d'une génération à la génération suivante.

L'asthme serait encore, selon G. Sée, trois fois moins fréquent chez la femme que chez l'homme.

Par contre, la statistique de Salter établit que si la femme est relativement préservée jusqu'à l'âge de trente ans, elle est beaucoup plus souvent atteinte que l'homme à partir de cet âge.

L'influence des professions est problématique. On a prétendu un peu trop gratuitement que les avocats, les professeurs, les prédicateurs payaient le plus lourd tribut à la névrose. Peut-être faut-il admettre que l'asthme symptomatique des laryngites chroniques compte pour beaucoup dans cette prétendue susceptibilité acquise. Mais il ne s'agit pas là de l'asthme essentiel typique dont nous parlons en ce moment. Ce qui est certain, c'est que les résultats de la statistique varieraient très notablement si l'on ne s'adressait qu'à telle ou telle condition sociale. Les pauvres sont vraiment épargnés par rapport aux riches. A cet égard, il en est de l'asthme comme de la migraine dont le proverbe franc-comtois dit, non sans élégance : « C'est un mal de grand seigneur; on ne saurait l'avoir plus haut. »

Or la migraine n'est-elle pas l'opprobre de la médecine et de l'hygiène? Que pouvons-nous contre elle? Rien, dit-on, absolument rien. Voilà qui est convenu. Et on laisse s'installer le mal, et on le subit, et l'on n'en attend la guérison que de la même fatalité qui l'a fait naître... Il est évident que l'asthme et la migraine ne peuvent être combattus directement et de front. C'est le nervosisme constitutionnel qu'il faut viser. Mais si tel est le but, nous ne sommes encore pas désarmés.

Hygiène générale du nervosisme constitutionnel.

L'hygiène univoque du nervosisme constitutionnel et inné consiste à régenter dans la mesure du possible toutes les fonctions organiques. La régularité absolue des opérations physiques et intellectuelles, l'uniformité de l'alimentation, la sobriété ininterrompue, la ponctualité, la modération en toutes choses, telles sont les conditions préservatrices sur lesquelles on peut à bon droit compter. Le névropathe — dégénéré ou non — chez qui l'asthme essentiel typique est la seule détermination de la diathèse est invariablement un incorrect au point de vue des réactions nerveuses. Il s'en défend, tout surpris qu'on fasse allusion à un tempérament nerveux qu'il ne se connaissait pas. — Arthritique, oui, il veut bien en convenir; mais nerveux, jamais!

Cependant, si les viscères s'acquittent bien de leur tâche, si l'appétit est régulier, le sommeil calme, la force musculaire suffisante, le travail facile, il y a presque toujours dans le genre de vie de ce *malade* quelque chose d'irrégulier dont on ne tarde pas à s'apercevoir. « Un bon tiers des asthmatiques, me dit un médecin de la Bourboule, me paraissent des demi-aliénés. » Qu'on ne traduise pas *demi-aliénés* en langue vulgaire par à *moitié fous*. Telle n'est pas certainement le sens de ce propos; mais le caractère fantaisiste, instable, impulsif, artiste si l'on veut, des sujets auxquels notre confrère fait allusion ne saurait être contesté; il est même probable que la proportion d'un tiers est encore trop faible.

Faire entendre à ces malades bien portants que les préceptes salernitains leur conviennent est une démonstration qui exige une certaine éloquence. Beaucoup sont incrédules; la réponse consacrée est toute prête : « Le remède est pire que le mal. »

D'ailleurs, il est encore d'autres préjugés contre lesquels l'hygiène thérapeutique se heurtera longtemps. Nous en verrons bientôt la preuve.

Hydrothérapie méthodique.

De tous les procédés que l'hygiène utilise en vue de combattre le nervosisme, le plus sûr consiste dans l'emploi méthodique et indéfiniment prolongé de l'hydrothérapie. La douche froide exerce une action révulsive dont le mécanisme est encore discuté, mais dont le résultat brut n'est pas discutable.

L'emploi de l'eau froide dans les maladies pulmonaires a beau se justifier par des succès innombrables, l'opinion publique s'obstine à protester. La dyspnée de l'asthme donne à ce qui est *névrose pure* la grossière apparence d'une *affection pulmonaire,* et l'asthmatique n'obéit pas à un conseil qui, dans son esprit, va l'exposer à une fluxion de poitrine! Le médecin a toujours tort contre la peur du client. Il est vrai que celui-ci se soumettra, sans dire mot, au traitement préconisé par le thaumaturge à la mode. Il y a cent ans, un brave cultivateur autrichien, Priessnitz, guérissait comme par miracle toutes les maladies, y compris l'asthme, bien entendu. Il avait découvert l'hydrothérapie. Les curés lançaient des anathèmes contre ses pratiques diaboliques. De nos jours un ecclésiastique en renom ressuscite les procédés de Priessnitz, et la foule accourt. Il se trouve qu'elle a raison, car l'homme de Dieu ne prêche en somme que la bonne parole. L'hydrothérapie qu'il préconise a sur les anciennes méthodes de Priessnitz l'avantage d'être d'une simplicité évangélique, par conséquent à la portée de tous. Mais si les asthmatiques peuvent en tirer profit, comme l'universalité des névropathes, on doit proclamer que l'hydrothérapie *médicale* lui est infiniment supérieure à tous égards.

Les règles formulées par Bottey méritent d'être reproduites ici intégralement.

On s'adressera aux procédés les plus perturbateurs de l'hydrothérapie... « Si les malades sont bien entraînés à l'hydrothérapie, il ne faut pas hésiter à les soumettre à la douche en pluie verticale ou à la douche circulaire, que l'on pourra faire alterner avec la piscine froide à eau courante de courte durée. Si ces procédés déterminent des phénomènes d'excitation, on s'en tiendra à la douche froide mobile générale, en percutant violemment les membres inférieurs et les pieds. Si l'eau froide ne peut être employée seule, par suite de manifestations arthritiques trop prononcées, on associera le calorique au froid sous forme de douches écossaises et on prescrira les immersions.

« Les pratiques hydrothérapiques *longtemps continuées* rendront de réels services dans le traitement de l'asthme. On voit, sous leur influence, les accès s'éloigner dans leurs apparitions successives, diminuer d'intensité et de durée, et souvent même disparaître complètement. L'action de l'eau froide ne se fait pas moins sentir sur l'élément catarrhal qui accompagne si fréquemment l'asthme; et en renforçant l'énergie du cœur et de la musculature intrinsèque du poumon, en combattant la congestion des glandes et de la muqueuse, elle s'oppose au développement de la bronchite chronique, de l'emphysème et de l'insuffisance tricuspidienne, qui, dans certains cas, constitue le danger consécutif de cette névrose. *L'action de l'hydrothérapie sera d'autant plus efficace que l'on s'attaquera à l'affection à une époque plus rapprochée du début.* »

Il importe de faire remarquer encore une fois que les conseils si expérimentés de Bottey ne sont que de pure hygiène et seulement d'hygiène générale, L'hydrothérapie n'exerce pas une influence curative en raison d'une sorte de spécificité vis-à-vis de l'asthme. Elle est avant tout, comme il le dit, *perturbatrice;* elle vise la prédisposition nerveuse, aguerrit les éléments débiles ou diminue leur susceptibilité. Il faut en outre qu'elle devienne plus qu'une *habitude :* elle doit être un *besoin;* il faut que l'organisme l'exige comme une fonction qui a son instant marqué d'avance. A ce titre, elle figure en première ligne dans le programme d'hygiène individuelle que tout névropathe doit souscrire et exécuter.

Exercices physiques et emploi du temps.

Les exercices physiques qui préparent l'hydrothérapie tiennent également leur place au programme de l'emploi du temps quotidien. Une journée dans laquelle le moment de la douche, de la gymnastique, de la bicyclette ou de l'escrime est prévu et réservé est déjà bien employée pour la guérison. C'est donc en grande partie d'un effort de volonté ou de soumission que dépend le résultat.

Les névropathes dont l'existence est le plus livrée à l'imprévu sont les plus difficiles à guérir, quelle que soit la variété de névrose; sur ce point, tous les médecins sont d'accord, et les objections des malades ne sauraient leur faire admettre le contraire. Il n'est pas jusqu'à l'épilepsie essentielle qui n'en fournisse une preuve étonnante. Bourneville, dans le service d'épileptiques qu'il dirige à Bicêtre, est arrivé à abaisser le chiffre total des crises en astreignant ses malades à une règle uniforme d'hydrothérapie, de gymnastique, de promenades, de travail manuel. Chaque minute a son emploi; et cette règle uniforme, qui n'abandonne rien au hasard, ouvre à l'énergie cérébro-spinale un débouché nouveau, par où le nervosisme s'amoindrit d'autant.

Mais, dira-t-on, c'est pis que la règle du couvent!

Et l'asthme vaut-il un tel renoncement? — Il faut demander le plus — surtout aux gens nerveux — pour obtenir le moins.

D'ailleurs, le couvent préserve-t-il de l'asthme? Pas le moins du monde, attendu que la prédisposition névropathique n'est qu'une des conditions étiologiques auxquelles l'hygiène prétend faire obstacle. L'asthme essentiel typique se joue parfois des précautions les plus scrupuleuses et, pour se manifester, profite d'occasions contre lesquelles nous ne saurions nous défendre. Il a donc ses causes *occasionnelles;* et celles-ci, pour la plupart, sont d'ordre cosmique. Le religieux dans sa cellule n'y échappe pas. Il ne s'agit pas seulement des grandes perturbations météorologiques. Tout dépend quelquefois d'une petite variation du thermomètre, du baromètre, de l'hygromètre, voire même de la girouette.

Il faut bien dire quelques mots de cette série de causes. Mais les précautions hygiéniques qui pourraient y obvier sont si précaires qu'il n'y aura pas lieu d'y insister longuement.

III

HYGIÈNE PROPHYLACTIQUE SPÉCIALE DE L'ASTHME ESSENTIEL TYPIQUE

L'étiologie fournit des indications spéciales tirées des *circonstances occasionnelles*, lorsque celles-ci existent d'une manière indiscutable; mais il est impossible d'en formuler les règles : d'abord parce que ces circonstances sont très variables, puis parce qu'elles n'agissent pas d'une façon constante sur le même sujet. Tel asthmatique, qui en a plusieurs fois éprouvé l'influence, y devient, par la suite, indifférent, au point de douter qu'elles aient pu réellement jouer le rôle de causes provocatrices. En outre, il est acquis que la crise n'est pas déterminée seulement par une seule de ces causes; et la multiplicité des causes est un motif de plus d'hésiter. On en vient à croire à de pures coïncidences.

Assurément l'asthme — dont il a été dit qu'il

avait sa cause en lui-même — peut éclater souvent en dehors de toute perturbation extérieure tombant sous les sens. Mais il n'est pas douteux qu'il profite très fréquemment aussi des moindres modifications cosmiques pour se manifester.

« Chaque asthme, dit G. Sée, a pour ainsi dire son *cosmos.* »

Tel milieu, telle qualité de l'atmosphère sont défavorables à un asthmatique, indifférents ou favorables à un autre.

Le célèbre Van Helmont ne pouvait traverser Bruxelles sans avoir sa crise d'asthme. Ce fait — qui n'est pas légendaire — semble démontrer une susceptibilité individuelle plutôt qu'une influence locale. Un malade de M. Dieulafoy a des accès terribles en Égypte; il n'en a plus dès qu'il prend la mer. Inutile d'insister : tout est possible. Aussi bien, en présence de pareilles bizarreries étiologiques, le scepticisme aurait tort. La question de climat acquiert donc immédiatement une grande importance.

Sur ce point la prescription *hygiénique* est de simple bon sens, et les malades n'attendent pas le conseil du médecin pour s'y soumettre. Un sujet asthmatique constate, à partir d'un moment donné, qu'un climat, une région, une ville sont devenus pour lui un mauvais séjour. Si c'est un séjour de vacances, le sacrifice est bientôt fait. Une dame, atteinte de crises d'asthme très rares, très légères et survenant sans aucune cause apparente, est prise un jour d'une crise extrêmement violente en arrivant dans une petite commune des Cévennes, où elle se proposait de passer quelques semaines de villégiature. La crise est si pénible que cette malade n'hésite pas à changer immédiatement de résidence.

L'année suivante, elle tente de nouveau la chance, et l'asthme réapparaît, tout comme la première fois, avec une intensité inaccoutumée. Elle ne s'attarde pas dans un pays si néfaste et jure de ne plus jamais s'y aventurer. Plusieurs années après, obligée d'y retourner pour un devoir de famille, elle subit encore la même épreuve. L'asthme avait-il, dans ce cas encore, un maximum d'acuité en quelque sorte inhérent à une localité déterminée et à cette localité seule?

Il est malheureusement d'autres circonstances où l'on n'en peut ainsi prendre à son aise et éviter le mal en fuyant. Les obligations professionnelles s'y opposent; et alors, presque toujours, une certaine assuétude tempère l'éréthisme nerveux. Mais si les crises se répètent et s'aggravent au début, il faut en faire pressentir les dangers pour l'avenir. Un asthme purement convulsif, sans complications congestives, sans lésions persistantes, risque d'engendrer un *emphysème catarrhal* qui, à son tour, équivaudra à une provocation permanente des explosions spasmodiques. Ce qui n'était, dans le principe, qu'une névrose à accès intermittents et espacés devient, par sommation, une infirmité tenace et incurable. Le tempérament nerveux exige assurément une certaine sévérité de direction, mais non sans des ménagements. Il n'y a jamais avantage à le brusquer. Quelquefois il faut céder, car les tentatives d'accoutumance sont superflues.

Toute variation de *pression barométrique* fournit également à certains asthmatiques des indications d'hygiène spéciale sur lesquelles leur compétence dépasse de beaucoup la nôtre. Nous serions mal venus à leur donner un conseil relativement à l'attitude qui leur conviendrait le mieux. Nous savons seulement — parce qu'ils nous l'ont appris — que les faibles pressions sont généralement mal supportées. Les dépressions rapides des saisons équinoxiales leur donnent des avertissements infiniment plus sûrs que les bulletins des bureaux météorologiques. Quelques-uns prédisent l'orage à coup sûr, même deux ou trois jours à l'avance. Les grandes altitudes leur sont plutôt défavorables. Mais, encore une fois, tout dépend de la disposition individuelle.

Il en est absolument de même des *conditions thermiques* : les températures basses sont préférées aux températures élevées par la majorité des asthmatiques; aussi les crises sont-elles moins fréquentes, au total, pendant l'hiver que pendant l'été. Floyer, à qui nous devons, comme à Trousseau, une bonne description autobiographique de la maladie, éprouvait en moyenne seize crises pendant l'hiver contre vingt pendant l'été.

Le *vent* est presque toujours redouté, surtout le vent d'ouest dans le climat parisien. En revanche, dans la vallée du Rhône et en Provence, il est des asthmatiques qui ne se sentent jamais mieux portants que lorsque le mistral souffle avec violence. tandis que le vent d'autan qui règne sur la plaine de Toulouse est insupportable à tous. Les uns craignent le brouillard, les autres le temps sec et le ciel limpide. Bref, s'il est des conditions cosmiques déterminées suivant lesquelles on peut tracer une ligne de conduite, il s'en faut qu'elles excluent les conditions inverses.

On n'oserait ajouter foi aux récits des anciens auteurs qui font jouer un rôle aux *révolutions lunaires,* si, en dépit de leur naïveté, le nombre et la concordance de ces observations n'étaient, après tout, respectables. Framery rapporte l'histoire d'un asth matique dont les crises se renouvelèrent pendant vingt et un ans, régulièrement et *sans manquer une seule fois, à chaque époque de la nouvelle lune;* un bénédictin, dont parle Pelletan, fut tourmenté pendant trois ans et sept mois, *tous les lundis et à la même heure*, par une migraine. La parenté de l'asthme et de la migraine se retrouve jusque dans les causes fortuites et mystérieuses de ces deux névroses jumelles. Enfin, il faudrait parler, dès à présent, de l'influence « asthmogène » des poussières de l'atmosphère et plus spécialement des grains de pollen des graminées. Mais il ne s'agit pas là d'une simple particularité étiologique, et l'hygiène qui convient aux gens atteints de l'*asthme des foins* mérite d'être étudiée dans un chapitre à part.

On voit que l'aléa qui préside aux manifestations de l'asthme essentiel typique n'est contre-balancée que par de bien faibles probabilités. Or, l'inconnu étant toujours chose respectable, la prudence consistera à ne donner jamais aucun conseil d'hygiène qui se heurte à l'expérience éprouvée du « patient ». Et, en fin de compte, c'est à la névropathie, foncièrement responsable des accès et des crises qu'il faudra exclusivement s'attaquer.

Mais, pour en revenir à une question déjà posée, convient-il toujours de tenter, par des moyens d'hygiène prophylactique ou d'hygiène thérapeutique, la guérison de l'asthme essentiel? — Certainement non, pas toujours. Il est évident que l'asthme *purement spasmodique* à crises rares — même si ces crises sont pénibles — n'est pas une de ces affections dont il importe à tout prix de se débarrasser; une métastase nerveuse marque sa disparition presque à coup sûr. « Il faut souffrir un mal afin d'en éviter un pire, » telle est la maxime. Et si peu consolante qu'elle paraisse, quelque humiliante qu'elle soit pour le médecin, elle n'en résume pas moins, comme une épigraphe tout indiquée, le chapitre des *troubles nerveux qui suppléent l'asthme disparu.*

C'est ici que l'essentialité de la névrose se montre sous son jour le plus éclatant. Il n'est pas possible de supposer une lésion permanente et fixe. Les centres nerveux sont en quelque sorte dans un état de tension incessamment croissante, et les décharges intermittentes qui résultent, à un moment donné, de l'excès de cette tension, correspondent tantôt à une crise d'asthme, tantôt à une crise de migraine, tantôt à une crise d'épilepsie, — autant de procédés que la nature emploie pour diminuer brusquement le potentiel du système cérébro-spinal. Il n'y a pas là de métaphore. Les faits cliniques précèdent une démonstration expérimentale qui viendra à son heure. Chez les uns, la décharge a lieu en tel ou tel point de l'écorce hémisphérique; chez les autres, au niveau des centres bulbo-protubérantiels; chez d'autres encore, à la hauteur du noyau sensitif de la cinquième paire; et ainsi se manifestent l'épilepsie, l'asthme, la migraine, etc., névroses *sine materia*, comme on disait jadis, réciproquement et respectivement équivalentes et vicariantes les unes des autres. L'asthmatique guéri n'a pas le choix. Voulût-il risquer la chance, il peut avoir une compensation fâcheuse.

Rufus, qui florissait vers la dernière moitié du premier siècle, nous rapporte la conversation suivante dans un chapitre *sur la substitution des maladies les unes aux autres* : « Teucer de Cyzique ayant été frappé d'épilepsie, vint à Pergame pour consulter Esculape, lui demandant d'être délivré de sa maladie. Le dieu lui apparut, daigna lui adresser la parole et lui demanda s'il voulait échanger ses incommodités actuelles contre d'autres. Teucer répondit que ce n'était pas là ce qu'il désirait le plus ardemment, mais qu'il espérait obtenir une suppression franche de ses maux; cependant, au cas où il faudrait se résigner à une substitution, il désirait savoir si les incommodités futures ne seraient pas plus graves que ses incommodités actuelles. Le dieu lui ayant répondu qu'elles seraient plus légères et qu'elles le guériraient plus sûrement que ne le ferait aucun autre remède. Teucer, à ces conditions, se soumit à sa nouvelle maladie ; il lui arriva une fièvre quarte, et, depuis ce temps, il fut guéri de l'épilepsie [1]. »

Teucer était un homme avisé, et Esculape un dieu bon enfant. Mais aujourd'hui il n'en va plus de même ; le dieu ne montre pas tant de mansuétude. Les névroses qui remplacent l'asthme essentiel sont, par ordre de fréquence, l'épilepsie, la folie, la névralgie du trijumeau.... si bien que presque toujours le malade perd au change.

Ces mutations, depuis qu'on les a étudiées de près, paraissent se montrer tout à fait banales. En général, la disparition de l'asthme n'est pas immédiatement suivie de l'apparition de la névrose vicariante. Un certain nombre de mois et même d'années s'écoulent pendant lesquels la guérison semble définitive. Puis, peu à peu, de nouvelles inquiétudes viennent ébranler la sécurité qui commençait à renaître.

L'asthme infantile, dont il sera question plus loin, est sous ce rapport beaucoup plus bénin que

1. Daremberg, *Médecine, histoire et doctrine*, p. 34.

l'asthme des adultes. Non seulement il a des chances de rétrocéder définitivement sans métastase, mais encore, lorsqu'il laisse en ses lieu et place une névrose, celle-ci est relativement inoffensive : tics, tremblement essentiel, migraines légères, urticaire chronique, dermographisme, sont les reliquats habituels d'un mal qui s'était montré d'abord très rigoureux. Chez l'adulte, au contraire, le remplacement de l'asthme par les vertiges comitiaux n'est pas rare. Mais ce sont surtout les *vésanies* qui l'emportent, sinon par leur gravité, du moins par leur fréquence sur toutes les autres névropathies essentielles.

Déjà Trousseau avait incidemment signalé les changements d'humeur, de caractère, d'aptitudes intellectuelles auxquels sont sujets les asthmatiques et les migraineux[1]. Il rapporte l'histoire d'un malade qui, étant devenu goutteux après avoir cessé d'être migraineux, perdit du même coup « sa vivacité d'esprit, sa gaieté ordinaire ; il devenait lourd, maussade, ennuyeux ». Cependant c'est à l'étranger que les observations les plus probantes ont mis en relief l'importance de cette grave question. La première en date, relative à un cas de *folie asthmatique,* servit

1 *Clinique médicale*, pp. 485-488.

de prétexte à un petit mémoire publié par Kelp[1] et qui n'attira pas l'attention. Vinrent ensuite les observations de Savage[2] et de Conolly Norman[3]; celles-là parurent vraiment démonstratives. Une autre, de Glascow[4], présentait cette particularité que les troubles psychiques surajoutés se compliquaient de névralgie faciale.

Dans un travail consacré à l'*Asthme essentiel chez les névropathes*[5], nous sommes arrivé à réunir 21 faits remarquablement conformes les uns aux autres. On y voit l'asthme alterner ou coïncider avec un état névropathique où les troubles intellectuels occupent le premier rang dans l'immense majorité des cas. Presque toujours aussi, ce sont les signes de dépression qui dominent, sans systématisation franche et même sans délire caractérisé. L'excitation est tout à fait exceptionnelle, et lorsqu'elle existe, elle est de courte durée.

En résumé, les perversions psychiques qui suppléent l'asthme essentiel ne comportent pas un pronostic bien grave, mais elles mettent obstacle

1. *Zeitschr. f. Med.*, XXIV, 4.
2. *Insanity and Allied Neuroses*, p. 400.
3. *Journal of mental science*, XXXI, avril, 1885.
4. The Etiology and Mechanism of Asthma, *American journ. of the medical sciences*, juillet 1887.
5. *Revue de médecine*, 1890. p 961.

au cours normal de l'existence, et, à ce titre, justifient tous les efforts qu'on fait pour les prévenir. Or c'est à l'hygiène des névropathies en général qu'il faut s'adresser; c'est l'hygiène déjà préconisée contre l'asthme essentiel lui-même. La chose importante est donc de ne pas négliger comme superflus les moyens employés à l'époque des crises spasmodiques, lorsque ces crises ont cessé de sévir. L'asthme est guéri, mais les centres nerveux conservent leur hyperexcitabilité; les décharges nerveuses sont toujours imminentes; il faut, dans la mesure possible, en atténuer l'intensité et en proroger les échéances.

IV

LA PROPHYLAXIE ANTISPASMODIQUE EN GÉNÉRAL DANS L'ASTHME ESSENTIEL

L'asthme essentiel typique, en raison des circonstances étiologiques qui le provoquent, a trouvé sa place dans le cadre des névroses; voilà un premier point sur lequel il n'y a plus à revenir. Mais s'il consiste, comme il vient d'être dit à maintes reprises, en un spasme respiratoire, quel centre préside au syndrome? — Jusqu'à présent, rien ne l'a fait soupçonner; et si l'hygiène peut, à l'occasion, s'inspirer de quelques indications pathogéniques, il faut analyser de plus près les phénomènes morbides de la crise elle-même.

Le syndrome est complexe et sa spontanéité est incompréhensible. Quoi qu'il en soit, les faits sont visibles. Il n'y a qu'à ouvrir les yeux pour en deviner la nature. Et cependant deux théories sont restées longtemps en présence, départageant les cliniciens : celle du *spasme des bronches*, et celle du *spasme des muscles inspirateurs*. L'une et l'autre sont défendables, et, comme il arrive presque toujours, il n'est pas nécessaire d'en imaginer une troisième pour atteindre la vérité. C'est une théorie éclectique et « juste milieu » qui a fini par rallier la presque universalité des auteurs.

1° *Théorie du spasme des bronches.*

Celle-ci est la plus ancienne.

Lefèvre, Bergson, Salter l'avaient formulée avant la démonstration physiologique de la contractilité des bronchioles par William, Longet, Paul Bert, Régnard et Loye, Riegel. Les fibres de Reisseisen entreraient en jeu sous l'influence de l'excitation du bout périphérique du nerf vague. Wintrich, adversaire de cette théorie, ne concède aux fibres de Reisseisen qu'un rôle très restreint comparativement à celui de l'élasticité pulmonaire.

Biermer [1], au contraire, admet que les muscles de Reisseisen, disposés à la façon des fibres lisses des artérioles, régularisent le passage de l'air, comme celles-ci le passage du sang. Qu'on suppose

1. BIERMER, *Ueber Bronchialasthma, Sammlung klinischer Vorträge*, 12, 1870.

une contracture de ces éléments et la dyspnée se montre. Par le défilé bronchique, l'air passe difficilement et avec sibilance,

Mais pourquoi une prédominance à l'expiration? — C'est l'inverse, dit Wintrich, qui devrait se produire, car l'obstacle à la circulation de l'air est identique dans les deux temps, et les puissances musculaires de l'expiration l'emportent sur celles de l'inspiration. Donc l'expiration devrait triompher de la résistance, et c'est le contraire qu'on observe. A cela on répond : dans l'expiration forcée, la paroi thoracique exerce sur le poumon une pression énergique qui le rétrécit *tout entier*, c'est-à-dire *bronchioles comprises*. Dans l'inspiration forcée, il en est autrement : les parois des bronchioles, comme celles des alvéoles, sont soumises à une action centrifuge qui tend à les dilater. Par conséquent, les bronchioles déjà rétrécies par le spasme, se rétrécissent plus encore pendant l'expiration, et elles augmentent de calibre pendant l'inspiration. Et ainsi la dyspnée est plus considérable dans l'expiration.

L'air pénétrant dans les alvéoles plus facilement qu'il n'en sort, le poumon augmente de volume. Wintrich avait fait observer que le spasme des bronchioles *devrait* entraîner une diminution de volume de l'organe. — « Non, réplique Biermer, si la distension alvéolaire l'emporte *au total* sur le rétrécissement bronchique. »

Voilà donc trouvée la véritable raison de l'ampliation pulmonaire et thoracique. Il est vrai d'ajouter que l'expérimentation n'a pu réaliser un effet semblable. L'excitation du bout périphérique du nerf vague produit une contraction des bronchioles sans distension pulmonaire [1].

Quant au catarrhe, on peut facilement l'expliquer par une modification vaso-sécrétoire de la muqueuse, modification corollaire de la contraction tonique des bronchioles.

2° *Théorie du spasme des muscles inspirateurs extrinsèques.*

Cette théorie formulée par Wintrich a été défendue par Bamberger et G. Sée. — Riegel, qui s'était d'abord montré partisan du broncho-spasme, a été amené, à la suite d'expériences pratiquées en collaboration avec Edinger, à adopter l'opinion de Wintrich [2].

1. Voy. Lazarus, *Deutsche med. Woch.*, 1891. — Binthoven, *Pflüger's Archiv*, 1892. — V. Bach, *ibid.*

2. Wintrich, *Virchow's Handbuch der spec. Path. u. Therap.* V. Bd, 1854. — G. Sée, *Maladies simples du poumon*, 1886. — Riegel, *Ziemssen's Handbuch*, 2, p. 246.

Nous savons quelles objections a soulevées l'hypothèse du spasme bronchique et comment il y a été répondu. Après ces objections, Wintrich propose la théorie suivante : « Qu'on admette un *spasme tétanique du diaphragme* et des muscles généralement inspirateurs, et l'asthme tout entier va s'ensuivre. La poitrine se dilate suivant tous ses diamètres, le poumon s'amplifie, son bord inférieur s'abaisse. Le thorax est comme fixé dans l'état d'inspiration forcée, et les puissances musculaires de l'expiration parviennent difficilement à vaincre ce spasme inspiratoire. »

Les troubles en question seraient sous la dépendance des centres respiratoires bulbaires présentant une excitabilité exagérée ou pervertie. Qu'une cause actionnant le bulbe directement ou par la voie d'un nerf centripète ou d'un faisceau de fibres corticales vienne influencer ces centres, et alors la crise éclate. C'est l'asthme *pneumo-bulbaire* (G. Sée), tantôt névrose bulbaire pure, tantôt névrose compliquée de bronchite ou d'emphysème secondaire. Mais il n'est encore ici question que de la névrose bulbaire pure.

Quelques faits empruntés à la physiologie confirment cette manière de voir : l'excitation du bout périphérique du nerf vague produit le spasme bronchique, et cela, sans amener la moindre distension alvéolaire. Celle du nerf intact ou de son bout central détermine souvent une sorte de tétanos diaphragmatique réflexe, que la section des phréniques a pour résultat de supprimer [1].

François Franck a montré que l'excitation des nerfs de la sensibilité provoquait une pause plus ou moins prolongée de la respiration. Les études de cet éminent expérimentateur ont porté tout particulièrement sur le trijumeau, sur le pneumogastrique, sur les nerfs viscéraux, tels que les filets du péritoine [2]. Elles démontrent aussi que l'excitation de l'endocarde et de l'aorte a pour conséquence un spasme des bronches.

Ainsi le spasme du diaphragme, auquel s'ajouterait accessoirement celui d'autres muscles respirateurs et même parfois de la glotte, telle est, d'après Wintrich, la raison d'être des phénomènes observés. Selon Bamberger qui croit au polymorphisme de l'asthme essentiel, la crise serait caractérisée tantôt (et le plus souvent) par une contraction clonique des inspirateurs, tantôt par une paralysie du diaphragme, tantôt enfin par une contracture violente des expirateurs, notamment des muscles abdomi-

1. Riegel, *Verhandl. d. Kongress f. innere Medicin*, 1885.
2. *Travaux du laboratoire du professeur* Marey, Paris, 1876.

naux. Cette conception s'écarte sensiblement de celle de Wintrich, mais elle est dominée par la notion préalable du trouble mécanique des *muscles respirateurs extrinsèques;* et il est bien permis, à la rigueur, de supposer que la déséquilibration des centres nerveux qui régissent la fonction respiratoire n'est pas absolument uniforme dans tous les cas et pour tous les muscles.

Quant au catarrhe, on s'accorde à l'attribuer à un acte de vaso-dilatation et de vaso-sécrétion bronchique, relevant d'un processus identique à point de départ central.

Telles sont les deux théories divergentes qui ont pendant de si longues années défrayé la discussion.

Laquelle des deux faut-il choisir?

Sans hésiter, les deux ensemble. Elles n'en font qu'une en réalité si, partant de la clinique, avec Trousseau et Jaccoud, on considère que le spasme bronchique peut quelquefois exister seul, sans spasme musculaire extrinsèque et sans catarrhe; que le spasme musculaire extrinsèque a lieu souvent sans catarrhe et sans spasme bronchique; et que, dans les cas typiques dont il a été question exclusivement jusqu'ici, l'ensemble de ce syndrome plus ou moins complexe est réalisé par des conditions pathogéniques *humaines,* où ne sauraient intervenir, même à titre de comparaison, les ingénieuses expériences qui viennent d'être énumérées.

Enfin il est presque superflu de rappeler les théories de l'exsudat bronchiolique spiroïde et des cristaux de Charcot-Neumann-Leyden. Cet exsudat et ces cristaux n'ont aucune propriété spécifique; d'ailleurs, il n'y a pas à les incriminer si le catarrhe fait défaut.

C'en est donc fait pour toujours de la théorie catarrhale, cependant si brillamment soutenue par Parrot, qui appelait la crise d'asthme une « attaque de nerfs sécrétoires ».

Le point de départ de la crise étant localisé strictement aux centres de la respiration, est-il possible d'agir sur ces centres en diminuant, dans les périodes d'accalmie, leur susceptibilité « asthmogène? » Tel est le problème dont la solution, jointe à celle que nous ont fournie les notions étiologiques, résume la conduite d'hygiène à prescrire.

Les substances que la matière médicale met à notre disposition pour combattre l'éréthisme des centres nerveux sont peu nombreuses. Il en est qui passent pour jouir de ce pouvoir, mais c'est peut-être là une réputation usurpée. Les centres de la respiration, dont le siège anatomique est la région bulbo-protubérantielle, ne sont pas forcément influencés par ces substances, comme peuvent l'être les centres de la circulation ou de la nutrition générale.

Il ne faut pas prendre au pied de la lettre l'assimilation de l'asthme avec le mal comitial ; et l'on s'exposerait à de graves insuccès si l'on administrait le *bromure de potassium* aux asthmatiques sous prétexte qu'il est le médicament par excellence de l'épilepsie. Comme l'épilepsie est la névrose superlative, on a supposé que les bromures, capables d'en atténuer les crises, sont également capables de modifier favorablement des névroses de moindre importance. L'axiome « *qui peut le plus peut le moins* » n'est pas d'une application constante à la thérapeutique; il s'en faut du tout au tout. C'est cependant en vertu de cette étrange puissance des mots qu'on s'obstine à employer le bromure de potassium dans un grand nombre de cas où il n'y a rien à en espérer, spécialement dans l'hystérie, où il est plutôt nuisible. Chez les asthmatiques, en dehors des périodes de crises, *jamais les bromures n'agissent efficacement;* ils n'atténuent ni ne retardent les accès. La valériane à dose élevée paraît au contraire assez utile; encore faut-il qu'on n'en interrompe point l'usage.

Mais si le médicament antispasmodique de l'épilepsie ne trouve pas son indication dans l'asthme essentiel typique, si, en d'autres termes, il n'a aucune affinité thérapeutique pour les centres de la respiration, — centres musculaires et centres vaso-sécrétoires, — l'*iodure de potassium* semble parfois exercer sur eux une influence remarquablement bienfaisante. C'est donc lui le médicament antispasmodique de l'*épilepsie du poumon.*

Son mode d'action reste encore problématique. En attendant qu'il soit élucidé, on continuera de le prescrire, comme on le fait depuis longtemps, car l'iodure de potassium figure dans la formule de certaines vieilles préparations complexes vantées pour leur vertu anti-asthmatique : tels les élixirs de Green et d'Ambrée, qui sont assez universellement connus pour qu'on puisse les citer sans encourir l'accusation de participer aux bénéfices.

Trousseau, Leyden, Jaccoud ont tour à tour prôné l'iodure de potassium, à une époque encore récente où les médecins ne se décidaient pas à le prescrire. Il fallait l'intervention retentissante de G. Sée pour en répandre et en régler l'emploi. Selon G. Sée, l'iodure de potassium affaiblit l'excitabilité des centres, particulièrement celle du bulbe, en y activant la circulation (?) et aussi en modifiant directement les cellules nerveuses (??). « L'iodure de potassium, à la dose *moyenne* de 2 grammes, doit constituer la base fixe du traitement, » c'est-à-dire de l'*hygiène thérapeutique*, puisqu'il s'agit d'une médication des périodes intercalaires aux crises. « *L'iodothérapie* (plus ou moins mitigée s'il survenait des accidents d'iodisme), devra être continuée pendant des mois, souvent pendant un ou deux ans, avec un jour d'interruption tous les sept à dix jours; ces suppressions temporaires pourront être rapprochées quand le malade sera arrivé à la période d'accalmie; puis, au fur et à mesure que les accès s'éloigneront, que la dyspnée s'atténuera, la dose journalière sera réduite à 1 gramme, mais à une condition formelle, c'est qu'un examen rigoureux de la poitrine révèle une percussion et une auscultation normales »

L'iodisme des muqueuses naso-gutturales nécessiterait l'adjonction de 2 centigrammes d'extrait thébaïque. Les troubles dyspeptiques seraient justiciables d'une médication appropriée. Quant aux accidents cutanés graves et rebelles qui apparaissent chez certains sujets à la suite du traitement, ils peuvent être tels qu'on soit obligé de mitiger la méthode iodurée. Alors on commencera par diminuer les doses, et ensuite on fera alterner l'usage de l'iodure avec celui d'un autre agent antispasmodique tel que la belladone.

En résumé, l'*iodure de potassium* — et non l'iodure de sodium — serait le seul médicament actif, et il faudrait l'employer pendant plusieurs années consécutives.

Les règles établies par G. Sée ne sont pas imprescriptibles. Leur rigorisme uniforme se heurte à des impossibilités de diverse nature ; et c'est l'intolérance « individuelle » qui est la plus décourageante. On a donc bientôt commencé a reviser les lois d'hygiène thérapeutique auxquelles Germain Sée n'admettait aucun amendement. On a diminué d'abord la dose quotidienne du médicament, puis on a augmenté la durée des intervalles de repos ; si bien que la méthode sacramentelle à laquelle on ne devait rien changer a fini par subir le sort du célèbre couteau de Jeannot. Ainsi Lemoine ne donne que 1 gramme et demi ou 1 gramme par jour pendant trois semaines chaque mois. Dieulafoy ne prescrit l'iodure que pour quinze jours ; et pendant les quinze derniers jours du mois, il fait prendre quotidiennement la *belladone* et l'*arsenic*.

Ces restrictions ne suffisent pas toujours. Bien plus, il est évident que l'iodure de potassium est un « poison asthmogène » pour les sujets dont la névrose reconnaît une origine réflexe à point de départ naso-pharyngien. Ceux-là ne renouvellent pas souvent l'expérience, et ils ont bien raison. Il ne faut pas incriminer pour cela une susceptibilité « individuelle » vis-à-vis de l'iodure : l'intolérance, du moins, n'est pas le fait d'une susceptibilité bulbaire; mais elle accuse simplement la susceptibilité de la pituitaire, toujours prête à se manifester en mille autres occasions.

L'intolérance a pu paraître résulter d'un vice de la fonction digestive ou d'un trouble de l'assimilation. On a cherché à tempérer les désastreux effets de l'iodure par tous les agents de l'antisepsie gastrique et intestinale. Lorsque rien n'y fait, le plus sage est de couper court à une médication dont le mérite incontestable est de réussir *quelquefois*, mais dont la généralisation systématique est un leurre.

La *valériane*, qui vient d'être citée comme un des remèdes les plus efficaces, a l'avantage d'être supportée presque toujours par les estomacs les plus délicats. Sa mauvaise odeur est facilement atténuée lorsqu'on la prescrit en capsules. L'extrait est une drogue simple dont la dose peut être portée à plusieurs grammes sans aucun inconvénient, et dont l'usage peut être indéfiniment prolongé. La teinture alcoolique du Codex, plus active, mais moins bien tolérée, la teinture éthérée, le valérianate d'ammoniaque, le valérianate d'amyle sont encore autant de préparations dont on doit espérer une très heureuse influence. Il y aurait même à compter beaucoup plus sur elles, si les malades ne négligeaient presque toujours de les prendre sans discontinuité.

Parmi les antispasmodiques d'une application générale qui peuvent à la longue émousser l'hyperexcitabilité des centres, la *belladone* occuperait le premier rang si nous savions prévenir les effets de l'accumulation. La belladone a été longtemps le spécifique de l'épilepsie et de l'asthme. Elle a cessé d'être employée contre le mal sacré; mais elle mérite de conserver une large place dans la thérapeutique de l'asthme. Les limites de la tolérance sont d'une détermination facile; mieux vaut cependant ne pas les atteindre. Il serait imprudent de compter sur la mydriase pour modifier les doses. Les interruptions doivent être fréquentes, c'est-à-dire que la durée des périodes de médicamentation ne dépassera guère huit ou dix jours.

Il ne saurait être ici question de l'arsenic, dont la valeur curative, dans certaines variétés d'asthme, est de toute évidence. C'est qu'en effet l'arsenic n'est indiqué que dans l'asthme catarrhal, qu'il soit d'origine ganglionnaire, nasale ou bronchique. Il n'exerce que peu d'action sur l'asthme essentiel typique : à telle enseigne que certains malades envoyés à la Bourboule pour un *asthme essentiel* ont pu, sur le conseil du médecin de la station, renoncer complètement à la cure arsenicale et bénéficier largement de l'hydrothérapie simple administrée dans l'établissement[1].

Les conditions dans lesquelles l'asthme symptomatique est justiciable de l'arsenic seront examinées ultérieurement.

1. Heultz *(Comm. or.)*.

V

DE L'ASTHME SYMPTOMATIQUE EN GÉNÉRAL

A côté de l'asthme essentiel typique dont les causes lointaines nous échappent et contre lequel les ressources de l'hygiène sont si précaires, il est toute une série de variétés d'asthme dont les causes prochaines nous sont accessibles et contre lesquelles une *hygiène spéciale* a de grandes chances de réussir. Ce n'est pas que les variétés en question diffèrent de la précédente par quelques traits cliniques particuliers. L'épilepsie vermineuse est identique à l'épilepsie essentielle; et il en est de même des asthmes symptomatiques, dont les manifestations extérieures sont comme la résultante univoque d'excitations centrales multiples.

Il y a un *centre fonctionne. de l'asthme* dont la mise en activité ne peut se traduire que d'une seule façon. Et comme ce centre, où se répercutent les actions « asthmogènes », est relié par des connexions anatomiques préétablies avec les terminaisons sensibles de la muqueuse pituitaire, de la muqueuse laryngée, des muqueuses trachéale, bronchique, voire même gastrique, intestinale, utérine, uréthrale, etc., il en résulte que les stimulations périphériques les plus variées peuvent provoquer le réflexe morbide, toujours le même en soi. L'*asthme nasal*, l'*asthme bronchique*, l'*asthme gastrique*, etc., sont donc des formes d'asthme non pas nosographiquement déterminées, mais étiologiquement distinctes. Il n'est pas jusqu'à l'écorce cérébrale dont les rapports anastomotiques avec les centres bulbo-protubérantiels n'aient permis de concevoir et de décrire un *asthme psychique* ou *mental*.

La maladie se réduit par conséquent, dans toutes ces éventualités, à un syndrome; et le seul asthme qui mérite le qualificatif d'*essentiel* est celui dont le point de départ périphérique nous reste inconnu.

Mais la question s'étant ainsi déplacée, il n'est que logique de considérer le syndrome comme la maladie elle-même, c'est-à-dire comme une affection primitive du *centre asthmogène*.

Cette manière de parler est parfaitement licite. On dit couramment qu'il y a un centre de l'aphasie;

on peut dire aussi bien qu'il y a un centre de l'asthme, lequel est, de toute évidence, le centre des mouvements respiratoires. La maladie, s'il en est ainsi, consiste en une véritable *susceptibilité nucléaire*, localisée aux groupes bulbo-protubérantiels qui président à la fonction respiratoire, succeptibilité toujours en éveil et prête à se manifester à l'occasion des incidents les plus disparates : elle est innée ou acquise, définitive ou transitoire, mais forcément elle accuse un *vice névropathique* lié à la constitution du sujet.

Il n'est guère d'asthmatiques qui n'aient, en ce qui concerne le mode de production de leurs accès, une ou plusieurs *habitudes* (généralement en nombre assez limité). Très souvent cette origine accoutumée des accès coïncide avec une altération localisée qui entretient ou renouvelle, si elle est intermittente ou paroxystique, l'état de « neurasthénie » ou de perversion réflexe des voies centripètes, en même temps que l'hyperexcitabilité des centres respiratoires asthmogènes.

La première indication d'hygiène consiste donc à se guider sur l'étude des *occasions habituelles* des accès pour en rechercher l'origine dans une ou plusieurs lésions organiques localisées et susceptibles d'accroître passagèrement l'excitabilité des nerfs sensitifs intéressés. Telles sont : les cicatrices vicieuses, plus ou moins irritées suivant les mouvements ou suivant les congestions locales éventuelles, les altérations nasales (séquestres, polypes, catharrhes, etc.), les lésions du rhino-pharynx (folliculites, amygdalites, néoplasies, etc.) et les diverses affections chroniques ou récidivantes des muqueuses respiratoires.

Mais il arrive fréquemment qu'en dépit des précautions hygiéniques et des traitements, même opératoires, appliqués à ces lésions, les accès d'asthme reparaissent, après une rémission appréciable ou presque nulle, sans qu'on note un changement sensible dans leur mode habituel de production. C'est qu'alors l'épine irritative, qui peut être une lésion minime plus ou moins dissimulée parmi des altérations plus grossières, a persisté, s'est reproduite assez promptement, ou se trouve en relation de voisinage ou de fonction avec une autre lésion jusqu'alors négligée (congestion nasale en rapport avec des troubles de menstruation, par exemple); ou bien enfin, sans qu'il existe de corrélation directe entre l'épine originelle des accès antérieurs et la lésion provocatrice des nouveaux accès. La « neurasthénie » invétérée des voies réflexes habituellement intéressées dans les accès précédents continue à répondre à toutes les excitations que le hasard fournit, et quel qu'en soit le point de départ.

Il est donc nécessaire de pousser toujours très loin nos investigations à la recherche des causes provocatrices des accès, et d'instituer, par exemple à l'égard des troubles génitaux (affections utérines, vulvaires, uréthrales, péniennes, spermatiques, etc.), ou des troubles digestifs, ou de n'importe quel autre trouble fortuit, les mesures thérapeutiques et les précautions hygiéniques appropriées.

Les choses étant comprises de la sorte, on conçoit que l'asthme symptomatique le plus fréquent soit précisément celui qui résulte de l'irritation des *nerfs bronchiques*. Les rapports préexistants de la muqueuse bronchique avec le centre de l'asthme sont assez étroits pour que la vulnérabilité du point faible se déclare à propos des bronchites simples, aiguës ou subaiguës, des poussées inflammatoires qui surviennent au cours de la bronchite chronique, des crises d'emphysème, etc.

L'*asthme bronchique* ou *bronchitique* est donc la forme clinique qu'il convient d'examiner la première.

Asthme bronchitique ou bronchite asthmatique.

Un sujet asthmatique chez lequel la répétition des crises a déterminé une fluxion persistante des bronches finit par être, au bout d'un certain temps, un *catarrheux* chez lequel les parts respectives qui reviennent à l'asthme primitif et à la bronchite secondaire sont assez difficiles à apprécier. M. Marfan a très bien posé les termes du problème; et c'est déjà un acheminement vers la solution :

« Y a-t-il, dit M. Marfan, une *bronchite asthmatique sans asthme*[1]? Rien n'est plus aisé que de diagnostiquer l'origine asthmatique d'une bronchite, lorsque le malade a présenté pendant longtemps des accès d'asthme classique. Mais, d'après G. Sée, la névrose asthmatique comporte trois éléments : l'élément pneumo-bulbaire (accès de dyspnée), l'élément mécanique (emphysème, asthme alvéolaire), l'élément sécrétoire (asthme catarrhal). » Nous reviendrons dans un instant sur cette disjonction schématique des éléments de l'asthme. « Or, continue M. Marfan, l'élément sécrétoire, catarrhal, pourrait être prédominant dès le début, et l'origine

[1] *Traité de médecine*, t. IV, p. 33.

de la bronchite pourrait dans ce cas passer inaperçue. C'est ainsi que le *catarrhe sec* serait presque toujours un asthme méconnu... Il serait intéressant de savoir si dans les crachats du catarrhe sec on retrouve habituellement les trois sortes d'éléments figurés déjà décrits et qui sont constants dans la *bronchite asthmatique*. Mais, à notre connaissance, cette recherche n'a pas été faite.

« Il est certain qu'il y a une réelle parenté entre la *bronchite chronique commune*, qu'elle soit sèche ou humide, et la *bronchite asthmatique*. Le terrain d'évolution est ordinairement le même; ce sont des neuro-arthritiques héréditaires (avec ou sans lésions nasales) qui sont frappés par les deux maladies. Les limites qui séparent les deux formes cliniques sont parfois très confuses. On peut donc admettre que si elles ne sont pas une seule et même affection, elles forment deux groupes très voisins. Mais, jusqu'à plus ample informé, on ne peut donner le nom d'*asthmatique* à une bronchite que lorsqu'elle a été précédée par des accès d'asthme classique. »

La réserve de M. Marfan est absolument sage, et les faits cliniques ne la démentiront jamais.

Une bronchite chronique, un catarrhe sec, un catarrhe humide ne sont-ils pas capables de déterminer, à la longue, par l'irritation incessante qu'ils exercent sur les centres bulbo-protubérantiels de la respiration, une réaction spasmodique identique ou analogue à l'asthme vrai? Personne n'oserait le nier, surtout si l'on admet avec M. Marfan que les sujets chez lesquels cette révolte du bulbe est inévitable sont précisément, comme les asthmatiques vrais, des neuro-arthritiques héréditaires.

L'hygiène qui convient à ces malades ne doit donc pas s'adresser directement à une « faiblesse irritable » du bulbe, qui n'est en somme que *d'occasion*. C'est l'affection bronchique qui est la cause du spasme respiratoire; l'asthme est symptomatique de la lésion congestive ou hyperémique, et c'est cette lésion qu'il faut modifier. Les *balsamiques*, l'*aérothérapie* sont les seuls moyens à mettre en œuvre, et si le trouble respiratoire lié au catarrhe s'atténue, le trouble spasmodique consécutif à l'éréthisme secondaire du bulbe s'amendera parallèlement. Mais ceci ne concerne pas, à proprement parler, l'hygiène des asthmatiques.

Il en est tout autrement des *lésions accessoires des bronches et du poumon* qui relèvent de l'état spasmodique prolongé et qui, celles-là, en tant que lésions *secondaires à l'éréthisme primitif* du bulbe, font partie intégrante de notre sujet.

Les préceptes d'hygiène qui découlent de cette

donnée pathogénique n'auront quelque chance d'être docilement observés que si le malade est prévenu de l'évolution habituelle de son mal. L'avertissement est de ceux qu'il faut donner, car il vaut mieux sonner inutilement l'alarme que de ne pas signaler un danger probable. Or, le danger réside dans les complications broncho-pulmonaires tardives que l'hygiène peut, dans une large mesure, empêcher.

Nous savons que le nombre des attaques, leurs dates, leurs causes occasionnelles (lorsqu'on les connaît) varient, suivant les sujets, en toutes proportions. Tel n'en subit que cinq, quatre, trois même au cours d'une longue existence; tel autre, en butte à des assauts incessants et sans trêve, succombe asystolique avant d'avoir atteint la quarantaine. Cette dernière éventualité absolument exceptionnelle ferait mentir la locution proverbiale qui confère à l'asthme un pouvoir immunisant, si les malades n'en étaient le plus souvent, sinon toujours, directement *responsables*. Ainsi, quoiqu'il n'ait pas de durée précise, l'*asthme a une évolution*. Sous ce rapport, les différences sont subordonnées à l'âge de la maladie autant qu'à l'âge du sujet.

Lasègue disait que « l'asthme vieillit ». Cela signifie que ses atteintes deviennent avec le temps de moins en moins redoutables. Elles s'usent en quelque sorte. N'en est-il pas de même de toutes les manifestations bonnes ou mauvaises de notre vie nerveuse? L'hyperexcitabilité de la périphérie s'émousse, l'énergie réflexe des centres s'amoindrit. Le tout est que les organes essentiels n'aient pas encore périclité avant l'âge critique de la névrose. Or, il est bien rare qu'un asthme à attaques violentes et répétées n'entraîne pas après lui l'*emphysème*. Il en est du poumon dans l'asthme comme du cœur dans les palpitations essentielles. Le surmenage du cœur, même en l'absence de lésions valvulaires, conduit à l'asystolie. Le surmenage du poumon conduit à l'emphysème. Comme il y a un « cœur forcé » dans le premier cas, il y a un « poumon forcé » dans le second. La destinée de l'asthmatique est de devenir emphysémateux si le retour d'âge de la maladie se fait attendre et si le malade ne seconde pas la nature dans ses efforts spontanés de guérison. Car les alvéoles du poumon perdent, de jour en jour, de crise en crise, un peu de leur élasticité. L'action mécanique de la dyspnée inspiratoire les distend outre mesure. Les conséquences de la stase sanguine sont plus pernicieuses encore. Dans les spasmes respiratoires prolongés, l'état asphyxique entrave la nutrition des parois lobulaires, facilite leur rupture; et lorsque les attaques se font plus rares, lorsque les paroxysmes nerveux s'atténuent, il est trop tard. Le *malade* est condamné à l'emphysème catarrhal à perpétuité, avec tous les frais et dépens : c'est-à-dire qu'il est à la merci du désarroi cardiaque que la dyspnée mécanique produira fatalement un jour ou l'autre pour la moindre imprudence.

Cette évolution, dont le terme est si lamentable, n'est pas celle de l'asthme bronchitique normal, — ou du « catarrhe asthmatique », — même lorsque les attaques sont fortes et répétées. Mais il est des malades qui, très rapidement, cessent d'être purement *asthmatiques* pour devenir surtout *emphysémateux*. La névrose ne reprend ses droits que de temps à autre, et encore semble-t-il que l'emphysème et le catarrhe secondaires ne fassent que la réveiller. Les crises sont beaucoup moins spasmodiques, moins angoissantes qu'à l'origine; et cependant l'oppression n'a pas seulement les caractères d'une dyspnée mécanique. L'emphysème étant devenu permanent, la dyspnée est permanente ellemême avec des retours de convulsions toniques d'autant plus significatifs qu'ils ont lieu presque toujours la nuit. Le malade qui les redoute comme s'ils devaient aboutir à une crise violente n'ose plus se coucher et veille. La position horizontale ne lui est pas possible; du moins il le croit d'abord et il déclare en avoir pris son parti. Il y a beaucoup d'asthmatiques qui, pendant des semaines, des mois, *des années*, passent toutes leurs nuits dans un fauteuil ou sur une chaise, accoudés à une table, le front appuyé contre un meuble, dans des postures invraisemblables, les seules, disent-ils, qui leur procurent un « bon sommeil ».

Il s'agit là d'une variété clinique très répandue, contre laquelle la médecine semble sans ressources et dont l'hygiène cependant arriverait à triompher si l'on s'y prenait à temps. Il faut prescrire au malade *le lit* comme un remède, et employer tous les narcotiques de la pharmacopée pour lui procurer du sommeil. Les *narcotiques* — cela va sans dire — n'auront tout leur effet que si les autres moyens dont il a été déjà question à propos de l'hygiène générale sont scrupuleusement mis en œuvre. L'*opium* et ses *dérivés* ne sont pas seulement des agents de sommeil artificiel, ils ont prise aussi sur la névrose elle-même, ils l'épuisent en quelque sorte et le sommeil naturel vient ensuite.

Si l'on craint que l'asthmatique, sujet *morphinisable* entre tous, ne devienne un *morphinomane*, — et la statistique ne le fait que trop prévoir, — on substitue aux préparations opiacées tous les nervins à haute dose; et parmi ces médicaments le *sulfonal*, le *trional* associés à l'*antipyrine* sont ceux sur lesquels on doit le plus compter; car ils sont au moins autant nervins que narcotiques. Le sommeil *au lit* est beaucoup plus réparateur que le sommeil dans un fauteuil, dont l'asthmatique se contente. La bonne habitude, une fois contractée, doit être conservée. C'est un problème difficile à résoudre : la susceptibilité asthmogène s'en trouve, en tout cas, considérablement amoindrie.

La répétition des crises et l'emphysème consécutif ayant pour résultat presque inévitable la *fatigue cardiaque*, c'est le myocarde et son activité physiologique qu'il faudra toujours surveiller le plus attentivement; les malades ne sauraient être trop véridiquement avisés de cette conséquence. Leurs imprudences appellent les crises; et les crises s'appellent les unes les autres, parce que chacune d'elles exalte l'impressionnabilité du bulbe. L'asthmatique, sujet capricieux, fantaisiste, insouciant, cède trop aisément à une tentation dont les fâcheux effets lui sont cependant connus. Il sait et il dit « qu'on n'en meurt guère », et lorsqu'un spectacle ou un plaisir le séduisent, il ne résiste pas : « Tant pis, j'aurai une crise... ; une de plus, une de moins. » Et peu à peu, au fur et à mesure que les crises se succèdent, l'emphysème augmente et le cœur droit se dilate. La situation — pour n'entraîner aucun danger immédiat — n'en va pas moins s'aggravant de jour en jour; et elle devient à un moment donné d'autant plus fâcheuse que « si l'on n'en meurt pas ». la thérapeutique hydro-minérale n'est plus possible; et avec elle disparaît une des ressources curatives dont l'expérience ait le mieux établi l'utilité.

En effet, chez les neuro-arthritiques, la *cure arsenicale, ferrugineuse et légèrement chlorurée sodique du Mont-Dore* exerce une action remarquablement sédative sur toutes les manifestations de l'*asthme broncho-pulmonaire*. Elle atténue les congestions des muqueuses respiratoires à tendance chronique ou récidivante. Si l'asthmatique est en même temps sujet à l'urticaire. s'il est syphilitique, on choisit entre le *Mont-Dore* et la *Bourboule*, suivant le caractère spasmodique ou congestif des accès, suivant qu'on a lieu de chercher ou de redouter une stimulation énergique.

Ces deux stations, qui n'ont leur équivalent dans aucun autre pays, conviennent, à tous égards, à la plupart des asthmatiques, et spécialement à ceux chez lesquels la névrose affecte l'allure permanente dont il vient d'être question. Les eaux du Mont-Dore et de la Bourboule — dont l'étude thérapeutique ne saurait trouver place dans ce petit ouvrage — ont une action singulière, véritablement spécifique, dont l'effet se prolonge d'une façon surprenante et absolument indiscutable. Les crises attendues et redoutées sont toujours plus bénignes et plus rares pendant l'hiver qui suit la cure, et la dyspnée chronique a des accalmies qui font entrevoir la guérison définitive.

Lorsque le malade a le loisir, les moyens, le courage de consacrer, durant plusieurs années consécutives, quelques semaines à une saison de Mont-Dore ou de Bourboule, il est bien rare qu'il n'en soit pas très largement récompensé. L'accumulation de ces traitements sédatifs finit par épuiser la névrose, et à ce titre l'*hygiène prophylactique* peut les revendiquer comme ses plus sûrs moyens. La durée du séjour n'a rien de sacramentel. Le chiffre de 21 jours signifie que le délai de trois semaines est, en moyenne, celui qui convient à la cure. Les médecins de la localité sont meilleurs juges que personne sur ce point, ainsi d'ailleurs que sur le mode d'emploi des eaux.

Le régime de *balnéation*, d'*inhalation*, etc., n'est pas le même pour tous les cas. Mais toutes les formes d'asthme sont justiciables de la cure mont-dorienne, y compris l'*asthme sec*, comme l'a si bien fait voir le docteur Cazalis [1]. Aucune application de ces eaux à distance ne supplée d'ailleurs à leurs propriétés *locales*, et rien ne les remplace.

A l'étranger, les eaux qu'on préconise surtout sont les *sulfureuses* d'Aix-la-Chapelle ou, plus ordinairement encore, les *chlorurées sodiques* d'une manière générale. Si elles sont employées contre l'asthme, ce n'est pas tant, on le conçoit, en raison de leur influence sur le catarrhe lui-même qu'en raison de leurs vertus stimulantes; les pulvérisations, les gargarismes, les procédés hydrothérapiques y sont pratiqués avec la méthode rigoureuse, la ponctualité caporalesque qui contribuent si largement au succès des eaux allemandes. Mais il n'existe pas, à notre connaissance, de stations étrangères où les *inhalations de vapeurs hydrominérales* constituent, comme au Mont-Dore, la base du traitement *dans la majorité des cas*.

L'altitude et le climat sont probablement, pour une large part, de précieux auxiliaires de la cure thermale elle-même. Au Mont-Dore comme à la Bourboule, l'altitude est assez modérée pour permettre aux asthmatiques déjà *emphysémateux* ou

1. JOSEPH CAZALIS, *Étude sur le traitement de l'asthme sec au Mont-Dore*, Paris, 1883.

secondairement cardiopathes de bénéficier manifestement des pratiques thermales appliquées à l'affection *primitive*. Cependant, pour éviter que chez de tels malades, l'ascension à un millier de mètres environ n'occasionne un accès (déjà favorisé par les préparatifs du départ et la fatigue du voyage), il faudra conseiller d'effectuer le trajet en deux étapes, lorsque la distance en vaudra la peine.

Quant aux asthmatiques atteints déjà de *cardiopathies organiques* ou simplement d'*artério-sclérose confirmée*, ils ne supportent guère ni l'altitude ni la cure mont-dorienne. En dehors des médicaments proprement dits que leur situation exige, les seules mesures hygiéniques à prescrire se bornent au calme physique et psychique, au régime lacté, à l'usage presque quotidien des laxatifs et des diurétiques.

Pneumatothérapie.

Dans la bronchite asthmatique ou dans l'asthme bronchitique, la *pneumatothérapie* peut rendre de grands services, surtout lorsque l'emphysème est persistant et le catarrhe invétéré. « Mais, dit M. Schlemmer, elle constitue un traitement véritable qui ne saurait être, sans de graves dangers, abandonné, sous prétexte de pratique *hygiénique*, à l'impéritie du malade.

« Les appareils à double effet, introduits dans la thérapeutique par Waldenburg (inspiration d'un air comprimé et expiration dans l'air raréfié), en mobilisant les bouchons muqueux, réussissent maintes fois à faire avorter un accès et, dans tous les cas, favorisent assez sensiblement l'hématose pour procurer, lorsque l'asphyxie est menaçante, une reprise des forces précieuse au point de vue des fonctions circulatoires et de la possibilité d'une intervention thérapeutique plus ou moins urgente. Mais en raison de la fragilité des vaisseaux pulmonaires, notamment chez les artério-scléreux, les variations de pression intrathoraciques exposent à des risques trop sérieux et trop immédiats pour pouvoir être prescrites en dehors de la surveillance médicale. D'autre part aussi, l'abus de cette pneumatothérapie, ainsi que l'abus de divers appareils automatiques, préconisés surtout en Allemagne et dont les malades sont enclins à exagérer ou à prolonger outre mesure l'emploi dans l'espoir d'augmenter le soulagement éprouvé au début, m'ont paru avoir accéléré notablement le développement de l'emphysème et des cardiopathies consécutives, chez un certain nombre d'asthmatiques. Il y a donc lieu, à mon avis, d'en réserver la prescription pour les cas où cette thérapeutique demeure soumise, comme dans les établissements spéciaux, à la surveillance du médecin. En revanche, les bandages élastiques, tels que la ceinture à pelotes creuses de Peris, qui ne s'applique pas au traitement de l'accès d'asthme, mais facilite seulement chez les emphysémateux le retrait de la paroi thoracique et ménage l'élasticité des parois alvéolaires précédemment distendues, n'offrent pas les mêmes dangers et peuvent soulager efficacement aussi les asthmatiques emphysémateux. »

D'une façon générale, le traitement de l'asthme par l'*air*, érigé en agent thérapeutique, constitue un problème de pneumatique sur les trois données suivantes :

a. Variation de pression de l'air inspiré;

b. Variation de température et d'état hygrométrique;

c. Variation de composition.

Autrement dit : tentatives faites, d'une part, en vue de modifier par une gymnastique nouvelle les habitudes respiratoires de l'alvéole dont l'élasticité est altérée; tentatives faites, d'autre part, en vue de réaliser une sorte de pansement de la muqueuse bronchique et du catarrhe prémonitoire de la lésion sous-jacente.

Aux variations de pression correspond la *pneumothérapie* ou *pneumatothérapie proprement dite*. Aux variations de composition et d'hygrométrie correspond la méthode des *atmosphères médicamenteuses* dont E. Thomas a récemment introduit en France une des réalisations pratiques les plus heureuses.

La *pneumothérapie* était restée longtemps avec Junod, Ch. Pravaz et Tabarié (1840) une méthode pneumatique à **simple effet.**

Pendant une heure, l'asthmatique vivait sous une cloche où l'air était comprimé à 0m,30 de mercure.

Biedert et Dupont imaginèrent ensuite des appareils où la gymastique de l'alvéole pulmonaire pouvait être assurée à l'inspiration comme à l'expiration. C'était une méthode à **double effet.** Le malade inspirait de l'air légèrement comprimé (0m,02 à 0m,04 de mercure) et expirait dans une atmosphère légèrement raréfiée (0m,01 à 0m,02 de mercure).

L'emploi *des atmosphères médicamenteuses avec variations de l'état hygrométrique pouvant atteindre la saturation* se réclame d'une opinion explicitement formulée par Laënnec, et qui, en substance, est la suivante : pour panser et guérir la muqueuse bronchique, c'est par les bronches qu'il faudrait administrer le remède.

La plus en faveur de ces méthodes est celle qu'a indiquée Schmeiser et qui s'est rapidement répandue en Belgique et en Allemagne.

Voici dans quelles conditions de perfectionnements elle fonctionne à Paris.

Dans un vaste appareil à distillations fractionnées, on dispose *10 mètres cubes* environ de branches d'*epicea* des Vosges tout fraîchement coupées. Sur ces branches on fait passer des courants d'air pur et sec dont les températures varient de 140° à 40°, et on obtient ainsi *séparément* tous les produits qui se subliment *le long de* cette courbe de températures : c'est la *terpine*, le *gaïacol*, la *limonine*, les *huiles essentielles* auxquelles il faut ajouter la production d'une faible quantité d'*ozone* provenant sans doute d'un phénomène d'électrisation par frottement réciproque entre les particules de cet air chargé de substances résineuses. Un ventilateur refoule vers les chambres où séjournent les malades l'air ainsi préparé, dans un excès tel que le centième à peine de l'air refoulé est utilisé par la respiration.

Parallèlement à cet air sec, les branches d'epicea sont soumises dans un autoclave sous une forte pression à une distillation par la vapeur sèche et surchauffée. On obtient ainsi de la *sève de pin* qu'on laisse se détendre brusquement dans une salle et qui y revêt la forme d'un *brouillard* épais capable de pénétrer sans trop de condensation jusqu'aux bronches de fin calibre. Les chambres saturées de sève de pin humide conviennent plus spécialement aux malades à expectorations abondantes, tandis que les emphysémateux, les malades à dyspnée spasmodique, les bronchites des neuro-arthritiques, la fièvre des foins, les bronchites tenaces qui apparaissent au cours du diabète réclament un traitement mixte ou simplement à *l'air sec*.

Dans les formes broncho-pulmonaires compliquées d'*artério-sclérose* surtout, la pneumatothérapie serait périlleuse, et le médecin devra se montrer extrêmement prudent vis-à-vis des essais d'*exercice physique* et d'*endurcissement;* les précautions générales à l'égard des intempéries, de l'alimentation ainsi que des épreuves psychiques, devront être particulièrement sévères, et pour les cas d'imminence d'accès, il est indiqué de prescrire au malade l'emploi du nitrite d'amyle, en même temps que le repos le plus complet.

Dans les cas d'asthme compliqué de cardiopathie, on devra adjoindre à ces précautions l'usage du régime lacté et l'emploi fréquent des diurétiques, ainsi que des toniques du système cardio-vasculaire, et recourir immédiatement, lorsque l'asphyxie s'annonce, à l'application de *ventouses* et aux *injections de caféine et d'éther*.

Mesures d'hygiène générale applicables à la bronchite asthmatique.

Dans les formes broncho-pulmonaires, les irritations de la muqueuse respiratoire par des poussières ou vapeurs excitantes, par un air trop froid ou trop sec, par un changement brusque de température, par le séjour dans une atmosphère chargée de micro-organismes infectieux, devront être évitées également. Mais, lorsqu'on a combattu la congestion chronique et passagère des conduits bronchiques, à l'aide des révulsifs, des expectorants ou des balsamiques suivant les cas, il y a encore beaucoup à faire.

Dans l'intervalle des accès ou plutôt des séries d'accès, si le sujet est encore jeune ou ne présente ni artério-sclérose, ni dilatation du cœur droit, ni état catarrhal trop invétéré, il faut l'*aguerrir* progressivement à la vie en plein air, en s'aidant des divers moyens propres à régulariser la circulation et l'innervation périphériques. Frictions, lotions, enveloppements humides du corps ou des jambes, et douches tempérées d'abord, puis froides, exercices physiques (marche, bicyclette, équitation) réglés d'une manière prudente et effectués avec des vêtements appropriés (flanelle, crêpe de santé, etc.), tout cela mérite d'être *indiqué, prescrit, formulé.*

Enfin, lorsque des symptômes de congestion locale constituent une menace d'accès, il faut chercher immédiatement à enrayer cette congestion à l'aide des moyens révulsifs ou des divers procédés propres à assurer une prompte révulsion cutanée. Puis on fait pratiquer des fumigations et l'on ordonne les quelques remèdes appropriés, dont nous n'avons pas à parler ici et dont l'usage devra être repris aussitôt.

Dans toutes ces formes aussi, l'emploi d'un pulvérisateur à vapeur débarrasse l'atmosphère des poussières soulevées dans la chambre, et, donnant à l'air à inspirer un degré de chaleur et d'humidité convenable, exerce souvent sur les muqueuses congestionnées une grande action sédative, à laquelle il peut être utile d'adjoindre l'effet des inhalations de *chlorhydrate d'ammoniaque*, de *chlorure de sodium* ou de *substances balsamiques* ou *antiseptiques*. Dans la forme bronchitique, les *inhalations azotées* ont été particulièrement préconisées. Nous n'avons rien de plus à en dire.

VI

ASTHME NASAL

Les formes *bronchiques* de l'asthme — formes cliniques dans lesquelles la dyspnée et le catharre semblent deux phénomènes connexes — ne constituent pas, malgré toutes les apparences, les manifestations *réflexes* les plus communes de la névrose. Nous avons présenté les raisons qui doivent faire considérer le syndrome comme subordonné à une susceptibilité innée ou acquise du « *centre asthmogène* », quel que soit l'état concomitant de la muqueuse pulmonaire. Les mêmes raisons peuvent être invoquées pour interpréter sainement les rapports réciproques de l'asthme et des affections nasales.

Il y a une quinzaine d'années, on s'aperçut empiriquement que l'ablation des polypes des fosses nasales était parfois suivie d'une notable atténuation de l'asthme essentiel chez des sujets qu'on ne croyait atteints de ces deux affections si disparates qu'en vertu d'une coïncidence absolument fortuite. Quelquefois même l'opération paraissait avoir produit une guérison complète et définitive de la névrose. Il n'en fallait pas plus pour que la théorie de l'*asthme nasal réflexe* fût presque universellement adoptée[1].

L'enthousiasme était facile à comprendre, mais il n'eut qu'un temps. L'heure des désenchantements a sonné. Si les malades porteurs de polypes nasaux ou simplement atteints de coryza chronique sont sujets à l'asthme, il n'y a là, après tout, rien qui doive surprendre. La question reste entière. Il s'agit toujours de savoir si l'affection locale est *étiologiquement* spécifique de la névrose ou si elle n'est pas, dans un bon nombre de cas, un effet du hasard. Cette dernière hypothèse n'est guère vraisemblable, à n'en juger que par la coexistence de la lésion congestive et du syndrome nerveux. Il y a en effet beaucoup d'asthmatiques chez lesquels l'inflammation pituitaire peut provoquer des accidents convulsifs respiratoires; ces accidents sont variés et l'asthme, en tant que phénomène spasmo-

1. Voir à ce sujet une excellente revue analytique du Dr Joal (du Mont-Dore). *Archives générales de médecine*, 1882, t. I, 440, 535.

dique complexe, y figure. Mais on voit aujourd'hui, sur un nombre respectable de ces asthmatiques « guéris » momentanément, la névrose recommencer bientôt de plus belle.

Ce que Trousseau a dit à ce sujet doit être répété ici mot pour mot : « Les névroses peuvent se greffer sur des maladies organiques; mais elles en restent *indépendantes*, puisque la lésion organique, n'en étant pas d'ordinaire accompagnée, ne saurait être regardée comme la condition essentielle de la production des accidents nerveux dont nous parlons. Quant à l'asthme, si nous le voyons survenir chez des individus affectés de maladies du cœur ou des poumons (Trousseau aurait pu ajouter : et de maladies des fosses nasales ou des voies respiratoires), c'est que la lésion organique a été l'*occasion* de la manifestation[1]. »

Le fait que la lésion organique ne saurait être regardée comme la condition *sine qua non* de la production des accidents nerveux explique la fréquence actuelle des insuccès à la suite des opérations pratiquées sur les fosses nasales. Bien plus, Ruault, qui a fait de cette question une critique si judicieuse[2], a eu l'occasion d'assister à l'explosion

1. Trousseau, *Clinique de l'Hôtel-Dieu*, 4e édit., t. II, p. 417.
2. Ruault, *Traité de médecine*, t. IV, p. 42.

soudaine d'une attaque d'asthme par la seule influence de l'examen rhinoscopique *chez un sujet qui, jusqu'alors, n'avait point* été asthmatique.

On comprendra l'importance d'un tel problème, si l'on considère que *toute l'hygiène prophylactique de l'asthme nasal* commence et *s'arrête là*. Or les insuccès, pour nombreux qu'ils soient, ne doivent pas faire renoncer à une intervention qui a, de temps à autre, il faut en convenir, donné de merveilleux résultats. Cela seul justifie l'examen un peu détaillé des motifs qui ont valu à la théorie de l'asthme nasal de si chauds partisans. Nous rapporterons d'après Schlemmer l'histoire résumée de cette discussion étiologique et pathogénique [1].

« Les expériences répétées et déjà suffisamment connues de Holmgren, de Wegele et de Kratschmer [2] démontrent qu'on peut, en irritant le trijumeau et sa branche nasale, produire chez l'individu normal un réflexe qui se traduit par des phénomènes expiratoires tels que l'éternuement, la toux, le spasme de la glotte ou l'expiration tétanique. Seul Knoll [3] aurait constaté tantôt cette inhi-

1. Schlemmer, les Théories pathogéniques de l'asthme, *Union médicale*, 1887.

2. *Deutsch. med. Zeit.*, 1886, 497 et 595.

3. *Ibid.*, 595.

bition de l'inspiration, tantôt un ralentissement de l'expiration. Luchsinger et Gourewitsh[1] ont observé les mêmes réflexes expiratoires sous l'influence de l'irritation du nerf olfactif. — D'autre part enfin, Jolyet, Laffont et Vulpian[2] ont établi l'existence dans le trijumeau de fibres vaso-motrices dont l'excitation augmente la vascularisation des muqueuses labiale, gingivale, géniale, nasale et conjonctivale.

Ces réflexes physiologiques sont loin de pouvoir constituer un *accès d'asthme expérimental*. Et si Krause a pu établir *expérimentalement* chez des tabétiques, affectés déjà de névrose sensitive et sécrétoire du trijumeau, une relation réflexe entre la muqueuse nasale excitée et le spasme glottique ainsi provoqué, il n'en est plus de même pour l'*asthme* qui n'est pas *une dyspnée quelconque accompagnée d'accidents nerveux*. Cependant, à l'exemple de Ducros, nombre d'auteurs cherchent à rattacher à l'irritabilité spéciale de la muqueuse naso-pharyngienne la production de certains cas d'asthme.

« Chez 16 asthmatiques, Krakauer[3], après l'ablation de polypes nasaux, constata : 1° qu'en touchant

1. *Deutsch. med. Zeit.*, 1886, 497.
2. *Ibid.*, 596.
3. *Ibid.*, 1886, 596. — Voir aussi : Runge, *Berl. klin. Woch.*, 1886, 345.

avec la sonde la place encore rouge précédemment en contact avec le polype, il reproduisait l'accès d'asthme; 2° qu'après l'avoir badigeonnée de cocaïne, il ne provoquait aucun réflexe; 3° enfin, qu'après lui avoir laissé reprendre, au bout de quelques temps, sa texture normale, il n'obtenait plus que des réflexes physiologiques. »

La proportion des asthmatiques parmi les individus atteints d'affections naso-pharyngiennes serait, d'après Krause[1], de 10 p. 100, et, d'après Hack[2], de 14 p. 100. Ce dernier auteur cite dans ces conditions 62 asthmes des foins soumis au traitement nasal (dont 33 furent guéris et 18 améliorés), Heymann[3] compte 53 asthmes (dont 29 guéris et 14 améliorés), et Lublinsky[4] en signale 143 (dont 27 guéris et 13 améliorés). — Quant aux polypes en particulier, sur 79 il n'en trouve que 7 qui soient liés à l'asthme; Bæcker[5], sur 310, n'en rencontre que 9; et, sur 200, Hering[6] ne relève que 6 asthmes (dont 4 cédèrent au traitement nasal),

1. *Deutsch. med. Zeit.*, 1886, 595.
2. *Prag. med. Woch.*, 1885, 351. — *Sem. méd.*, 1885, 126. — *Un. méd.*, 1886, II, 322.
3. *Deutsch. med. Zeit.*, 1886, 510.
4. *Ibid.*, 449, 450, et *Sem. méd.*, 1886, 222.
5. *Deutsch. med. Zeit.*, 1886, 528.
6. *Un. méd.*, 1886, II, 322.

et 20 asthmes-des-foins (dont 12 ont guéri ainsi).

M. Schlemmer ajoute :

« L'écart manifeste entre les *réflexes normaux* ou expérimentaux de la muqueuse nasale et l'*asthme* oblige tous les partisans d'une relation pathogénique entre cette névrose et les affections naso-pharyngiennes à supposer une *perversion spéciale* et limitée des réflexes physiologiques. Mais, pour Hack[1] et Kœhler[2], la stimulation nerveuse des rameaux nasaux, due à la lésion de la muqueuse, entretiendrait une sorte d'*érection du tissu caverneux* tapissant l'extrémité postérieure des cornets ou du septum; ceux-ci joueraient dès lors le rôle d'*accumulateurs de l'irritabilité* pour transmettre, par voie nerveuse seulement, aux centres respirateurs et vaso-moteurs, en les exagérant, toutes les excitations éventuelles surajoutées à l'hyperesthésie chronique de la muqueuse pharyngo-nasale. Quelques auteurs, à l'exemple de Brügelmann[3], admettent que cette *érection* n'agit qu'en modifiant d'abord le rythme respiratoire et ne provoque l'accès d'asthme qu'à la suite de l'excitation *directe* des

1. *Prag. med. Woch.*, 1895, 231 et 251. — *Deutsch. med. Zeit.*, 1886, 447, 528 et 596. — *Sem. méd.*, 1885, 126 et 250.

2. *Berl. klin. Woch.*, 1886, 378. — Voir aussi : MOLDENHAUER, *ibid.*, 835.

3. *Deutsch. med Zeit.*, 1886, 533.

centres respirateurs au contact d'un sang surchargé d'acide carbonique. »

Zuckerhandl ébranla fortement cette théorie de l'*érection* accumulatrice des cornets en démontrant que la muqueuse ne contient ni corps caverneux ni nerfs érecteurs[1]. Bœcker lui porta le dernier coup en osant affimer que *les réflexes pathologiques persistent après la guérison de la rhinite congestive;* que leur disparition est contemporaine de la sédation de la névrose; que les catarrhes chroniques sans « érection » de la muqueuse se compliquent souvent de réflexes morbides quelconques; et enfin que l'asthme en particulier s'observe dans des cas d'occlusion nasale où la prétendue *érection* ne peut être mise en cause.

En résumé, il serait sage d'admettre provisoirement que les lésions chroniques des fosses nasales ne sont que des agents provocateurs, mais non pas des agents pathogènes. Peut-être, en raison de leur siège à l'entrée des voies respiratoires, produisent-elles chez les névropathes « l'asthme réflexe » plus fréquemment que tout autre accident nerveux. La cause étant plus voisine, l'effet est plus immédiat.

Il n'en est pas moins vrai que beaucoup de rhi-

1. *Deutsch med. Zeit.*, 1888, 507.
2. *Ibid.*, 528.

nologistes affirment pouvoir guérir par l'extirpation des polypes ou la cautérisation des cornets non seulement l'asthme, mais la *migraine invétérée*, la *névralgie du trijumeau*, la *neurasthénie*, l'*hypocondrie*, la *folie* et jusqu'à l'*épilepsie*. On ne saurait élever un doute sur leurs affirmations, mais ces guérisons miraculeuses ne sont, la plupart du temps, que des atténuations passagères d'un mal qui dure *plus* que le malade, puisqu'il est non seulement dans l'individu, mais dans la race même. Nous avons dit que Ruault, tout comme Bœcker, avait déjà vu bien souvent de ces asthmatiques chez lesquels les crises avaient réapparu peu de temps après que les fosses nasales eurent été remises en parfait état. Le polype une fois extirpé, le cornet une fois cautérisé, c'est la dilatation gastrique, c'est le catarrhe utérin ou n'importe quelle autre cause plus ou moins indifférente qui provoquent de nouvelles crises.

Il y a toujours trop de bonnes raisons à invoquer pour expliquer de tels accidents nerveux. Mais la meilleure de toutes est que le malade est un névropathe.

VII

PROPHYLAXIE DE L'ASTHME NASAL SYMPTOMATIQUE

La symptomatologie de l'asthme nasal symptomatique ne fournit aucune indication spéciale à cette forme *étiologique* de la névrose. C'est toujours l'asthme convulsif (catarrhal, sec, emphysémateux ou non emphysémateux) qui exprime cliniquement l'état d'irritation passagère du centre respiratoire. Sur ce point, il n'y a rien à ajouter à ce qui a été dit de l'asthme essentiel typique ou de l'asthme bronchitique. Les variantes individuelles ne paraissent liées à aucune cause particulière.

Il est donc bien entendu, une fois pour toutes, que l'asthme réflexe d'origine nasale peut être et est en réalité *identique à l'asthme purement névropathique*, c'est-à-dire à celui qui ne relève que d'une tare originelle des centres bulbo-protubérantiels, sans intervention d'une stimulation périphérique quelconque.

Cependant, un beau jour, cet asthme franc, qu'on pouvait qualifier d'*épileptique*, paraît devoir être rapporté à une lésion des fosses nasales, après un examen local jusqu'alors négligé.

Dès lors, l'hygiène prophylactique est tout indiquée. Il faut supprimer la cause, c'est-à-dire la lésion nasale.

Mais la guérison s'ensuivra-t-elle avec « la fatalité de la pierre qui tombe »?... Il y a cause et cause. Déviations de la cloison, érection des cornets, érosions de la muqueuse, voilà autant d'éventualités à considérer.

Et ce n'est pas tout encore. En effet, l'histoire de la maladie ne vaut-elle pas la peine d'être, elle aussi, étudiée de près? A quelle époque remonte l'asthme et à quelle époque l'érosion de la muqueuse? Le rapport de ces deux dates a bien son importance. Il ne s'agit pas de proposer l'intervention chirurgicale comme le moyen par excellence de guérir une maladie dont la cause est très antérieure à celle qu'on veut combattre. Tout au plus aura-t-on le droit de faire espérer la diminution du nombre des crises si l'affection locale des fosses nasales est devenue un point de départ de réflexes d'*occasion*.

La règle à suivre ne peut donc être énoncée ici que d'une manière très générale, et elle se réduit à une série de formules très simples :

1° Chez tous les asthmatiques, quelle que soit la forme clinique de la névrose, l'examen des fosses nasales et du pharynx nasal doit être pratiqué par un praticien spécialement exercé.

2° Si l'on constate la présence de polypes, — polypes dits vulgairement *muqueux*, — l'ablation s'impose.

3° S'il existe des lésions érosives ou ulcéreuses de la muqueuse, il faut les soigner sans retard et avec persévérance par tous les moyens appropriés.

4° Si l'on remarque une congestion inusitée des cornets, on a le droit d'employer tous les topiques, tels que la cocaïne, l'antipyrine, etc., qui passent pour décongestionner les surfaces. Mais ces topiques agissent bien moins sur la congestion chronique que sur la congestion aiguë et imprévue. Ainsi l'on peut arrêter une crise d'asthme par une pulvérisation intra-nasale de cocaïne en dissolution. Cela ne prouve pas toutefois que l'asthme soit d'origine nasale, et en tout cas le médecin ne peut compter sur ce procédé préventif que s'il a été convoqué à temps.

5° Si l'on a affaire à un asthmatique chez lequel la cloison est divisée et fait des saillies anormales, la résection n'est permise qu'à la condition que l'une des deux narines soit manifestement oblitérée.

6° Si aucune de ces causes locales n'est évidente, et si, en particulier, l'ablation des polypes n'a produit aucune amélioration, on devra s'assurer qu'il n'existe pas d'empyème du sinus maxillaire. L'opération de l'empyème par la voie buccale alvéolaire a été parfois suivie de succès. M. Ruault dit à ce propos : « La fréquence des suppurations des sinus chez les sujets atteints de polypes muqueux, ou pour mieux dire la fréquence des polypes muqueux développés consécutivement à d'anciennes suppurations des sinus, est un fait bien connu aujourd'hui ; aussi insisterai-je sur la nécessité de se rendre toujours compte de l'état des sinus chez les asthmatiques atteints de polypes afin d'intervenir de ce coté s'il y a lieu. »

Tout compte fait, les réussites opératoires ne représentent pas dans la statistique un chiffre bien encourageant. L'asthme *nasal* n'est consécutif aux polypes que dans un *tiers* des cas ; deux autres tiers sont constitués par toutes les variétés de lésions des fosses nasales.

Assurément ce sont les polypes qui fournissent le plus grand nombre de succès relatifs. Les malades soignés pour des affections locales autres que les polypes n'obtiennent du traitement qu'un bénéfice indirect, en ce sens qu'ils peuvent se bien trouver de la disparition complète ou partielle de l'obstacle intra-nasal dont ils souffraient, mais leur asthme reste après l'intervention ce qu'il était auparavant; ou du moins le soulagement obtenu est tout à fait passager et insignifiant. M. Ruault ajoute : « Dans deux cas, et j'en ai d'autant plus de regret que les malades ne présentaient que de la tuméfaction congestive des cornets inférieurs, l'asthme s'est manifestement aggravé à la suite de l'intervention[1]. »

Ainsi le mieux est de conclure avec M. Ruault :

« S'il n'est pas douteux que les lésions nasales et particulièrement les polypes muqueux comptent parmi les causes déterminantes les plus certaines de l'*asthme bronchique*, leur disparition, même lorsque l'asthme en dérive, est loin d'amener toujours la guérison de ce dernier. L'asthme est une névrose complexe, apanage exclusif des neuro-arthritiques ou des névropathes héréditaires. N'est pas asthmatique qui veut; et *quiconque l'a été sous l'influence de telle ou telle cause déterminante peut l'être encore sous une autre influence;* il reste en imminence d'asthme, et après avoir fait de l'asthme avec son nez, il peut

1. *Loc. cit.*, p. 42.

en faire avec sa muqueuse bronchique déjà lésée, avec son appareil gastro-intestinal, etc. »

Dans un prochain chapitre consacré à l'asthme infantile, nous reparlerons des avantages et des inconvénients de cette thérapeutique locale. C'est en effet surtout chez les enfants que la rhinologie s'est montrée, pendant un certain temps, interventionniste à outrance. Les formes rhino- pharyngées de l'asthme infantile ne sont pas cependant si fréquentes qu'on l'a prétendu tout d'abord.

Quant aux précautions que comportent les mêmes formes chez l'adulte, en dehors de l'intervention quelquefois nécessaire du spécialiste, elles sont d'une énumération facile.

Il importe d'éviter autant que possible les causes extérieures d'irritation des muqueuses correspondantes ; le malade devra donc chercher à se garantir des poussières excitantes, ainsi que du vent, des vapeurs irritantes ou des odeurs (variables suivant les sujets) qui peuvent mettre en jeu, à la place des réflexes normaux, les réflexes exagérés ou pervertis ; il devra en outre éviter le voisinage d'un foyer ardent et même le séjour dans une pièce trop chauffée, qui favoriseraient la congestion du visage ; il assurera l'antisepsie des muqueuses faciales pour les défendre contre les pénétrations microbiennes dont la virulence, toujours prête à se réveiller, augmenterait ou ranimerait à la moindre occasion les fluxions locales et l'irritation asthmogène des filets nerveux.

En cas d'imminence d'accès (l'accès étant annoncé généralement par l'apparition des éternuements et du coryza), il faudra recourir immédiatement à l'emploi des topiques cocaïnés, liquides ou pulvérulents, ou au tampon imprégné de sulfate d'atropine (1 p. 100), en même temps qu'aux bains de pieds ou bains de mains révulsifs (non sinapisés); car indépendamment des inconvénients de l'accès pour lui-même, il faut supprimer, chaque fois qu'on le peut, la conséquence de chaque accès, c'est-à-dire l'*augmentation de l'irritabilité réflexe qui rend plus facile l'explosion d'un accès ultérieur*.

Dans l'intervalle des accès, il convient, comme il a été dit tout à l'heure, de chercher à décongestionner d'abord la muqueuse chroniquement enflammée, puis de la tonifier au moyen des irrigations chlorurées sodiques ou des topiques astringents; mais il est nécessaire d'apprendre au malade l'emploi rationnel de ces divers moyens pour ne pas l'exposer, par exemple, aux dangers d'une inflammation des sinus ou d'une otite consécutive à une irrigation nasale mal exécutée.

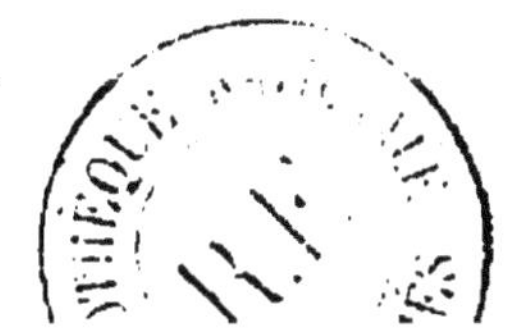

Ces règles s'appliquent plus spécialement encore à l'hygiène prophylactique d'une forme d'asthme sur laquelle Trousseau a le premier appelé l'attention et qu'on pourrait désigner sous le nom d'*asthme sternutatoire*, ou mieux *sternutant*.

VIII

ASTHME STERNUTANT

Il s'agit d'une forme de névrose dans laquelle tout se borne à des éternuements incoercibles survenant par *crises* et par *attaques* sans provocation périphérique appréciable.

Cet asthme qui *fait éternuer*, et qui mérite par conséquent le qualificatif de *sternutant*, s'observe surtout chez les enfants et les adolescents.

Déjà les éternuements ont été signalés comme faisant partie de la crise d'asthme typique ; ils en sont quelquefois le premier signe avant-coureur ; ou bien ils surviennent au cours de la crise d'asthme, vers le moment où l'hypercrinie se généralise aux voies respiratoires supérieures. Il arrive également qu'une crise d'éternuement, chez un asthmatique avéré, se substitue à une grande crise de dyspnée.

Les cas de ce genre sont intermédiaires entre l'asthme authentique et l'*asthme sternutant.*

Celui-ci, qui existe réellement à l'état de névrose essentielle, n'est souvent qu'un acheminement à l'asthme convulsif, lequel, presque toujours, se manifeste sous la forme catarrhale.

Les éternuements ont lieu le plus ordinairement le matin, peu de temps après le réveil. On suppose que c'est un *rhume de cerveau* qui commence, et, comme la règle l'exige, on se demande anxieusement où et comment l'on peut bien s'être enrhumé. Les parents attribuent ces rhumes successifs à une extraordinaire susceptibilité au froid, et ils prennent pour leurs enfants les précautions les plus attentives : ce qui n'empêche pas d'ailleurs les crises de se produire comme par le passé sans que le froid y soit pour rien. Il n'est pas rare que des parents questionnés sur les antécédents de leur enfant et spécialement sur sa facilité à contracter des rhumes répondent par la phrase stéréotypée : « Cet enfant s'enrhume *pour rien*, l'été comme l'hiver; mais il a des rhumes qui ne durent pas; c'est l'affaire d'une matinée. »

Il s'en faut donc de beaucoup qu'on suppose au premier abord une franche névrose derrière ce minime et ridicule incident physiologique, dont le succès est toujours si grand au théâtre. Il semble en effet que ce soit une gageure, et si l'éternuement pouvait s'imiter, on jurerait que l'enfant le fait exprès. Trente, quarante, cent, deux cents éternuements se succèdent, laissant à peine le temps de reprendre haleine; aussi, certaines de ces crises sont-elles vraiment épuisantes. Le catarrhe nasal a quelquefois une grande et soudaine abondance; puis tout s'arrête, et il n'est plus question de rien jusqu'au lendemain.

Si cet asthme appartient surtout à l'enfance et à l'adolescence, il n'est pas non plus absolument rare chez les adultes, et il précède de quelques semaines ou de quelques mois la première crise d'asthme franc. Puis, on peut le voir alterner avec ce dernier. Lorsqu'il survient chez un enfant ou un adolescent, il constitue à lui seul la névrose et guérit spontanément; mais il annonce fréquemment, plusieurs années à l'avance, l'asthme vrai qui ne se manifestera qu'à l'âge adulte et qui ne sera pas nécessairement pour cela un *asthme réflexe d'origine nasale*.

Déjà, à maintes reprises, nous avons dit que l'asthme franc typique, essentiel, n'obéit à aucune loi étiologique connue, mais que chez quelques sujets il paraît favorisé par un certain nombre de causes *individuellement* spécifiques. Il en est absolument ainsi de l'asthme sternutant, qui, lui également, malgré son imprévu, semble survenir sous l'influence de circonstances aussi étranges que variées. La trépidation de la voiture, du wagon, par exemple, provoque chez quelques-uns des crises inévitables ; chez d'autres, le fait de maintenir quelques instants la tête baissée suffit ; chez d'autres, c'est le passage d'un lieu sombre à un lieu vivement éclairé, etc.

Il est certain que l'excitation vibratoire ou lumineuse qui agit sur une muqueuse hyperexcitable permet de concevoir la mise en jeu du réflexe-éternuement. Mais il n'est pas moins vraisemblable que les crises spontanées à retour périodique ont pour cause une sécrétion préalable de la pituitaire : c'est par un trouble vaso-sécrétoire initialement localisé à la muqueuse des fosses nasales que débuterait la crise d'éternuement. La preuve en est que l'examen des fosses nasales ne laisse presque jamais rien apercevoir de suspect.

Quoique l'infirmité si passagère et si bénigne dont il s'agit ne tire pas à conséquence, on ne doit pas la considérer comme indifférente ; elle est un avertissement dont la portée se mesure aux graves inconvénients de la névrose à venir.

S'attaquer à un coryza intermittent dont rien ne

fait prévoir les retours serait une tentative absolument vaine, si l'examen des fosses nasales devait rester négatif. Il n'est pas même question de chercher à triompher d'une susceptibilité locale, puisque ces asthmatiques à crises frustes n'ont presque jamais de lésions permanentes ou congestives de la pituitaire.

C'est l'*état général* qu'il faut modifier, en tant qu'il se manifeste prématurément *névropathique*. Et en effet, rien, en dehors de l'asthme sternutant, ne ferait soupçonner la névrose future chez ceux qui en sont atteints, puisqu'ils ne présentent d'ailleurs aucun autre symptôme de nervosisme constitutionnel. Il suffit cependant qu'on soit avisé de cette prédisposition par la forme si caractérisée des crises qui la révèlent, pour n'avoir pas à ajourner les moyens de la combattre.

Ici encore, c'est l'*hydrothérapie* méthodique, indéfiniment employée, envers et contre toute opposition routinière, qui peut atténuer la prétendue susceptibilité des voies respiratoires. Il va sans dire que toute altération appréciable de la muqueuse devra être, le cas échéant, soignée par les procédés appropriés; mais l'occasion en sera assez rare.

Dans les crises d'asthme de foin, — dont il sera ultérieurement question, — la muqueuse reste aussi saine que pendant les intervalles des accès. L'analogie de l'asthme de foin avec l'asthme sternutant est si grande que ces deux syndromes peuvent passer pour équivalents au point de vue nosographique. La ressemblance n'exclut pas néanmoins l'autonomie de l'asthme de foin, et si nous faisons ici le rapprochement des deux formes, c'est pour insister davantage sur l'inutilité des intervention locales, destinées à *prévenir* les crises.

L'*hygiène* prophylactique est donc impuissante.

L'emploi *thérapeutique* de la cocaïne au moment des accès produit au contraire de très bons résultats.

IX

ASTHME SYMPTOMATIQUE D'ORIGINE VISCÉRALE

La notion que l'asthme est un syndrome réflexe à point de départ périphérique a fait vite son chemin. Elle a fait même trop de chemin.

Asthme réflexe d'origine utéro-ovarienne.

Les gynécologistes, à une certaine date qui n'est pas très éloignée, ont momentanément prétendu, tout comme les narinologistes d'aujourd'hui, revendiquer en faveur de leur spécialité le traitement des femmes asthmatiques. On a décrit l'asthme réflexe d'origine utérine et ovarienne.

Engelmann (de Saint-Louis) a vu l'asthme disparaître chez une malade à qui il avait redressé l'utérus en rétroflexion, et il l'a vu réapparaître chaque fois que la rétroflexion se rétablissait. William C. Glascow l'a vu également cesser avec la conception. On ne compte plus les femmes asthmatiques auxquelles le curettage utérin a été infligé comme le moyen le plus sûr de guérir leur névrose. Il est vrai que la folie de curettage, qui a sévi épidémiquement sur les cinq parties du monde il y a cinq ans, — à peu près à la même époque que l'influenza, — ne s'attaquait pas spécialement aux asthmatiques.

Nous accordons que si l'on voit coïncider étroitement la névrose asthmatique et une affection utérine quelconque, l'une et l'autre avec des retours ou des recrudescences périodiques, l'intervention chirurgicale est suffisamment justifiée. Encore ne devra-t-elle être proposée que comme une mesure de *prophylaxie* très aléatoire. Il importe, en tout cas, de ne pas laisser subsister un mal qui, lui tout seul, est capable d'altérer la santé générale et d'exalter, par surcroît, l'irritabilité des centres réflexes. C'est dire que l'examen du sujet doit être pratiqué aussi complètement que possible. Lorsqu'un médecin sensé et suffisamment instruit commet une erreur de diagnostic, c'est le plus souvent parce qu'il a péché par omission.

Asthme réflexe d'origine cutanée.

Les dermatologistes, eux aussi, auraient bien tort de ne pas émettre la même prétention que les rhinologistes et les gynécologistes. L'étiologie de l'*urticaire* leur en donnerait le droit. L'hygiène générale qu'ils prescrivent est en tout cas plus conforme que toute autre aux indications prophylactiques de la névrose asthmatique.

Il y a bien longtemps que l'alternance de l'asthme et de l'urticaire a été signalée par les cliniciens; et les malades ont été sans doute les premiers à l'affirmer en connaissance de cause.

Même lorsque l'éruption fait suite à une intoxication alimentaire, elle peut remplacer, par substitution et équivalence, la dyspnée spasmodique. La névropathie subit donc telle ou telle influence occasionnelle et se manifeste en conséquence. Le passage qu'on va lire, extrait des mémoires du général Thiébault récemment parus[1], mérite d'être reproduit intégralement, car il est parfaitement significatif.

« Ma mère, qui s'était trouvée si malade de ses

1. *Mémoires du général baron Thiébault*, t. I, p. 82 ; Plon et Nourrit, 1894.

oppressions dès le jour de notre départ de Berlin, avait été comme guérie par des huîtres que depuis Brunswick nous trouvâmes dans les principales villes de notre route; mais en approchant de Paris, ses souffrances recommencèrent, et lorsque nous descendîmes de voiture, elle était si mal qu'*elle ne respirait plus, pour ainsi dire, que par convulsions*, et que son visage offrait le mélange effrayant d'une pâleur mortelle et d'une teinte presque bleue. » La névrose, si l'on s'en réfère à nombre de renseignements épars dans le cours des mémoires, n'était pas douteuse; Thiébault lui-même était *bègue* et sourd; et sa sœur, également atteinte de *surdité*, était conduite par ses parents à Paris pour y être magnétisée par Deslon.

Trousseau, Weber, Storck, Andrew Clarck et tant d'autres ont relaté des faits qui ne permettent pas d'hésiter sur la parenté morbide de certains *exanthèmes* et de l'*enanthème* bronchique. C'est très justement qu'on a appelé l'asthme « urticaire des bronches ». Qui sait si cette formule, loin de toute métaphore, n'exprime pas une vérité absolue? L'urticaire cutanée qui remplace l'urticaire interne devient alors un mal chronique, mais, « en réalité, elle n'est chronique que par *la répétition incessante, pendant des mois et des années, d'une série de pous-*

sées éruptives, et non par la persistance de ses éléments en particulier [1] ».

L'hygiène qui convient à l'asthme d'origine cutanée ne consiste pas dans l'emploi des agents *externes*. Le traitement *interne* est toujours infiniment plus actif; et il ne diffère pas de celui qui a été indiqué déjà à plusieurs reprises. Lorsque l'urticaire s'est substituée à l'asthme, c'est-à-dire lorsqu'elle représente l'asthme lui-même, il faut, comme le conseille M. Thibierge, recourir aux médicaments vaso-moteurs et nervins (bromhydrate de quinine, ergotine, antipyrine, bromure de potassium, préparations de valériane, éther, etc.) [2]. M. Thibierge ajoute : « L'emploi des purgatifs répétés, salins ou drastiques, pour lutter contre la constipation, l'antisepsie intestinale, l'usage habituel des diurétiques à doses plus faibles, le régime lacté partiel, la suppression des alcools, des excitants, des aliments épicés ou altérés, en seront la base principale..., l'usage des eaux alcalines, des préparations bicarbonatées sodiques et de la lithine combattra la prédisposition diathésique.

« L'emploi des médicaments vaso-moteurs et

1. Thibierge, *Traité de médecine*, t. II, p. 401.

2. Thibierge, *Thérapeutique des maladies de la peau*, t. I, p. 335; Paris, Doin, 1895.

nervins, du bromhydrate de quinine à la dose de 30 à 50 centigrammes, de l'antipyrine à la dose et 2, 3, 4 grammes, du salicylate de soude à la dose de 2 à 3 grammes, de la teinture de valériane, du valérianate d'ammoniaque, de la belladone (de 1 à 5 centigrammes d'extrait), parfois de l'ergotine (30 à 50 centigrammes), de l'éther, remplira l'indication tirée du rôle du système nerveux dans la production des saillies ortiées : il sera souvent nécessaire de varier les agents de cette médication et de les expérimenter successivement jusqu'à ce qu'on ait trouvé celui qui convient au malade, l'influence individuelle intervenant aussi bien dans les effets curatifs des médicaments en question que dans la production de l'urticaire elle-même ; une médication systématique par ces agents n'est pas moins irrationnelle qu'un traitement systématique par une autre médication. De plus, on devra s'assurer que le médicament employé ne provoque pas lui-même de poussées urticariennes en raison de la prédisposition du malade.

« Les traitements thermaux les plus variés (Vichy, Pougues, Royat, la Bourboule, Uriage, etc) peuvent, suivant les indications fournies par l'état général des malades, produire une amélioration que les *médicaments* ordinaires n'ont pu amener chez certains urticariens tourmentés par les récidives insuffisantes ou la persistance de leur éruption[1]. »

Il nous faudra du reste revenir dans le paragraphe suivant sur l'hygiène générale de cette dermatose.

Asthme réflexe d'origine gastro-intestinale.

Si l'atonie des parois gastro-intestinales, qui donne lieu souvent à plusieurs sortes de dyspnées différentes de l'asthme proprement dit, ne suffit pas plus que les altérations des conduits respiratoires à créer de toutes pièces la névrose asthmatique, elle peut, au même titre, déterminer par l'irritation répétée des filets sensitifs du nerf vague l'explosion réitérée des accès et favoriser l'installation de la forme dyspeptique de l'asthme. Aussi, chez les sujets affectés d'une tare nerveuse prédisposant à la « réflexo-ataxie », cette forme dyspeptique, isolée ou associée à l'une ou à plusieurs des formes précitées, se présente-t-elle comme l'une des plus communes en raison de la fréquence même des troubles du tube digestif. Il y a donc lieu de se préoccuper, non seulement dans cette forme, mais

1. THIBIERGE, *loc. cit.*, p. 335 et suiv.

dans toutes, des précautions hygiéniques concernant la régularisation des fonctions digestives.

Sans entrer ici dans le détail des *prescriptions alimentaires* ou *médicamenteuses*, destinées à combattre la constipation et les fermentations anormales, il suffit de mettre les malades en garde contre la fréquence des accès occasionnés par les dyspepsies accompagnées de flatulence, et il faut se borner à signaler parmi les causes les plus communes des accès, les diverses circonstances qui favorisent la paresse des mouvements péristaltiques et notamment les trajets un peu prolongés en chemin de fer.

Sans prétendre ici soutenir qu'une relation de voisinage entre le point d'origine du réflexe et la répartition incomplète de son effet révulsif fournisse l'interprétation réelle de la dissociation des symptômes dans l'accès observé, on peut signaler à ce propos la particularité suivante relevée par M. Schlemmer :

« J'ai constaté, dit M. Schlemmer, à la fin d'un voyage, chez trois asthmatiques (dont l'un a subi ainsi son premier accès suivi à quelques jours de distance d'autres accès absolument typiques), une dyspnée progressive, à début brusque, ne s'accompagnant que de sibilances très peu nombreuses, mais caractérisée par une contracture persistante du diaphragme avec abaissement du choc cardiaque et tympanisme abdominal des plus pénibles. La crise se termina dans l'un des cas spontanément, après une expectoration tout à fait insignifiante et avant toute évacuation de gaz ou de matières; dans le second cas, comme dans le troisième (qui avait été aggravé par le fait d'une médication intempestive), l'accès d'asthme un peu mieux caractérisé, quoique bien moins catarrhal que d'habitude, cessa très rapidement après une injection rectale d'eau froide qui ne fut évacuée qu'au bout d'un quart d'heure environ, en même temps que des gaz. »

C'est encore sur la suppression ou l'atténuation des fermentations anormales du tube digestif qu'on devra fixer spécialement son attention dans les formes dermatosiques dont il vient d'être question, attendu qu'elles coïncident fréquemment ou alternent avec les formes gastro-intestinales; on devra se préoccuper également d'éliminer autant que possible toutes les causes extérieures d'irritation de la surface cutanée : à ce sujet, il convient de rappeler qu'en dehors des soins de propreté, l'hygiène antiseptique la plus efficace consiste, lorsqu'elle n'est pas incompatible avec l'existence d'un trouble sérieux de la fonction cardio-vasculaire ou d'une trop grande susceptibilité à l'égard des réactions dermatosiques elles-mêmes, dans l'application des divers procédés d'hydrothérapie visant la régularisation de la circulation périphérique, et très indiqués spécialement dans le cas de dermatoses par auto-intoxication rattachée au ralentissement de la désassimilation et à l'oxydation insuffisante des déchets nutritifs. Toutefois, il sera utile, dans certains cas, de recourir, avant d'essayer l'hydrothérapie proprement dite, même sous forme de douches tempérées, à l'emploi d'ailleurs éventuel des bains tout à fait tièdes et peu prolongés, dans le but d'obtenir une sédation au moins temporaire de l'éréthisme névropathique général.

Asthme réflexe d'origine hématique.

Dans certains cas, en l'absence de toute lésion directement appréciable des organes, l'occasion des crises paraît être une variation dans la composition du sang. Chez *quelques arthritiques jeunes* (de souche rhumatisante ou goutteuse), la plupart des accès d'asthme coïncident ou alternent avec des crises articulaires ou musculaires. Dans l'une ou l'autre de ces éventualités, l'urine qui se montre ordinairement chargée d'urates est acide et dépourvue d'urates au début, foncée et chargée d'urates vers la fin.

D'autre part, l'action efficace des alcalins chez les mêmes sujets et le rôle que joue la diminution de l'alcalinité du sang à l'égard de la solubilité de l'acide urique (d'après les expériences de Haig) permettent de penser que dans l'un comme dans l'autre cas l'acide urique, en se déposant dans les tissus par suite d'une atténuation accidentelle de l'alcalinité du sang (fermentations anormales du tube digestif, par exemple), détermine tantôt la production de la douleur rhumatismale ou goutteuse, tantôt l'irritation d'un filet nerveux centripète, avec la mise en jeu du réflexe asthmatique, tantôt enfin les deux sortes d'accès simultanément; et cela jusqu'au moment, plus ou moins retardé, où le sang récupère le degré d'alcalinité nécessaire à la redissolution de l'acide urique et à son expulsion à travers les reins.

Telle est, exposée dans son ensemble et à grands traits, la théorie de l'*asthme hématogénique.* Nous la devons tout entière à M. Schlemmer. Elle est trop nouvelle et trop ingénieuse pour n'être pas développée comme elle le mérite. L'auteur a su d'ailleurs la présenter sous une forme si concise et si claire qu'il serait difficile de la commenter. Les indications hygiéniques qui procèdent directement des faits cliniques et expérimentaux sont d'une application d'autant plus simple qu'elles suivent en quelque sorte pas à pas les variations chimiques du sang et des urines. Rien n'est abandonné au hasard.

Dans tout ce chapitre nous reproduirons donc, *presque mot pour mot*, la thèse de M. Schlemmer[1].

Tout d'abord, M. Schlemmer admet que l'asthme est une *névrose*, résultant le plus souvent d'une tare héréditaire et caractérisée par l'hyperexcitabilité des centres ganglionnaires respiratoires et vaso-moteurs. Il admet également une altération fonctionnelle ou organique intéressant, en même temps que ces centres, des territoires nerveux limités et variables suivant les individus. Sans l'hypothèse de cette limitation des cellules devenues inaptes à régler dans la mesure normale l'emmagasinement et la dépense de l'énergie qui leur est fournie, on ne concevrait guère, en effet, comment l'asthme alterne chez tel individu uniquement avec des accès de migraine ou d'épilepsie, chez tel autre exclusivemement avec des tics ou avec des hyperhydroses localisées, chez un troisième avec des poussées d'urticaire ou d'eczéma, etc. Cette prédisposition, plus ou moins nettement délimitée, s'impose à l'observation, parce que, d'une part, de

1. Asthme et acide urique, *Presse médicale*, 1896, n° 38, p. 221.

telles alternances existent assez fréquemment, et que, d'autre part, chaque asthmatique ne les présente *pas toutes* simultanément ni successivement.

Ainsi « parmi les causes d'irritation plus ou moins localisées qui mettent en jeu occasionnellement la « réflexo-ataxie » asthmatique et constituent pour chaque malade ses « épines asthmogènes » habituelles ou purement éventuelles (accès d'origine nasale, laryngo-bronchique, gastro-intestinale, cutanée, etc.), il convient de compter les *altérations hématiques* qui présentent des phases d'augment et de retrait ».

Dans une revue sur les *théories pathogéniques de l'asthme*, publiée dans l'*Union médicale* en 1887, M. Schlemmer avait déjà signalé l'existence des accès d'origine hématique chez un malade dont l'urine se chargeait généralement d'acide urique à mesure que se calmaient ses accès alternatifs d'asthme ou douleurs rhumatismales. M. Schlemmer estimait que si, en pareil cas, l'excès d'acide urique constitue la cause déterminante des attaques, il peut tout aussi bien irriter directement les centres respirateurs ou provoquer, par son action sur l'extrémité d'un nerf sensible, l'explosion du réflexe asthmatique. Depuis lors plusieurs faits sont venus confirmer l'authenticité de cette catégorie d'accès, et l'on peut, à leur égard, risquer une interprétation pathogénique non seulement du début de l'accès, mais aussi de son évolution automatique et de sa terminaison.

En résumant très brièvement ces observations et les conclusions qu'elles me paraissent devoir comporter, M. Schlemmer spécifie qu'il s'agit exclusivement de sujets franchement uricémiques, goutteux ou de famille goutteuse, dont l'urine présentait un sédiment très riche en cristaux uratiques faciles à voir sous le microscope.

Chez ces malades, les accès d'asthme, accompagnés ou non de douleurs rhumatoïdes, alternaient soit avec de francs accès de goutte, soit avec des accès de névralgie sciatique, soit enfin avec des douleurs musculaires analogues à celles qui coïncident parfois avec le début de l'accès d'asthme et qui demeurent généralement apyrétiques. Chez tous, *avant* ces divers accès, l'urine devenait fortement acide et ne formait pas de sédiment uratique, alors que se manifestait un *état migraineux* plus ou moins accusé, mais toujours accompagné de lenteur et de dureté du pouls. Au contraire *pendant* les accès, qui, d'ailleurs, n'étaient pas toujours nocturnes, l'urine devenait moins acide, très peu abondante et très riche en dépôts uratiques.

Mais tandis qu'*après* chaque accès d'asthme l'urine ne tardait guère à redevenir copieuse et de plus en plus pauvre en dépôts uratiques, cette double modification dans les caractères de l'urine se faisait attendre beaucoup plus longtemps dans le cas d'attaque goutteuse ou rhumatoïde, dont la durée était du reste généralement beaucoup plus longue; presque toujours aussi l'asthme se reproduisait plusieurs jours de suite, de telle sorte qu'au point de vue de l'*alternance* les poussées douloureuses paraissaient correspondre non à un accès d'asthme, mais à une *série* d'accès plus ou moins réitérés.

Autre fait à noter chez ces malades, l'atonie des parois gastro-intestinales était de règle, et les circonstances auxquelles succédaient les crises d'asthme étaient par ordre de fréquence : les fautes diététiques, puis les refroidissements, enfin le surmenage physique ou intellectuel.

Dans l'une ou l'autre forme d'accès, l'emploi de la vapeur, ajouté à l'usage temporaire des médications alcalines et à la surveillance du régime, amenait certainement, d'après les récits des intéressés, un soulagement manifeste dans le cours des crises, une terminaison plus prompte des diverses attaques et une diminution très appréciable dans la fréquence et l'intensité des attaques ultérieures.

Se reportant alors aux résultats fournis par les recherches très approfondies et très instructives du docteur Haig sur l'acide urique du sang et des urines normales et pathologiques, M. Schlemmer se trouve naturellement amené à rapprocher des faits précités plusieurs données expérimentales.

1° L'acide urique dissous dans le sang contracte les petits vaisseaux, ralentit la circulation artérielle, entrave les fonctions cérébrales, aussi bien que les fonctions digestives, et favorise ainsi la production de la dyspepsie en même temps que des fermentations acides.

2° L'excrétion de l'eau est toujours en raison inverse de l'alcalescence et de la solubilité corrélative de l'acide urique.

3° L'alcalescence et la solubilité de l'acide urique atteignent généralement leur minimum entre minuit et trois heures.

4° Toute cause d'augmentation dans la formation de l'urée (surmenage, alimentation carnée, ingestion des acides contenus dans le vin ou la bière, etc.) provoque en même temps une diminution de l'alcalescence.

5° La suppression de la respiration cutanée est suivie immédiatement d'une diminution de l'alcalescence, tandis que la chaleur et la sudation augmentent l'alcalescence.

M. Schlemmer avait noté chez ses malades l'existence de troubles dyspeptiques et d'atonie gastro-intestinale en rapport avec la diathèse uricémique; le malaise prodromique des accès avait été accompagné d'un certain ralentissement du pouls et de la modification initiale de l'urine; les occasions déterminantes des accès, qui d'ailleurs ne sont pas toujours nocturnes, avaient été par ordre de fréquence :

Les fautes de régime (excès de nourriture animale ou de vins fins);

La suppression de la transpiration;

Le surmenage.

Ces divers facteurs diminuent l'alcalescence et la solubilité de l'acide urique, ils provoquent aussi et probablement à la fois la précipitation de cet acide dans le sang et sa rétention dans les tissus, ainsi que la clarification initiale de l'urine. Suivant qu'il existe ou non, à ce moment, une cause accidentelle, un traumatisme, un refroidissement localisé, favorisant l'accumulation de l'acide urique dans un organe plutôt que dans un autre, on conçoit que l'irritation ainsi déterminée se traduise tantôt par une douleur articulaire ou musculaire, tantôt (chez un sujet prédisposé), bien entendu, par une altération de la nutrition cutanée, tantôt enfin par la mise en jeu du réflexe asthmatique; celui-ci éclate soit en raison d'une excitation directe des centres nerveux ganglionnaires, soit, plus probablement, en raison de la stimulation d'une zone asthmogène habituelle vers l'extrémité d'un rameau sensitif du pneumogastrique pulmonaire [1] ou gastro-intestinal, ou de quelque autre nerf centripète, tel que le trijumeau par exemple. A cet égard, l'accès d'origine hématique ne différerait guère des autres accès asthmatiques.

Voici maintenant un fait dont la constatation aurait une grande valeur.

Une fois l'accès établi et la ventilation pulmonaire enrayée, l'urine ne tarde pas à changer d'aspect : demeurant d'abord rare et assez fortement acide, elle commence à se charger de cristaux uriques formés sans doute au moment de l'acescence initiale, peut-être déposés dans le bassinet ou entraînés plus tardivement à travers le filtre rénal. Quoi qu'il en soit de cette hypothèse, l'urine, bien que chargée encore assez longtemps de cristaux, devient de moins en moins acide, à mesure que l'accès approche de sa fin.

1. Ayant rencontré quelquefois des cristaux d'acide urique dans les crachats de malades arthritiques, atteints de lésions chroniques du poumon, M. Schlemmer a examiné plusieurs fois au microscope l'expectoration des asthmatiques uricémiques, mais jusqu'à présent il n'y a pas trouvé de cristaux uriques.

Or il résulte à la fois des recherches de M. Haig et de celles de M. von Jacksch que, *dans tous les cas de dyspnée, l'acescence diminue,* et que la proportion d'acide urique excrétée dans l'urine augmente. Cette loi se manifeste même en cas de fièvre, bien que la fièvre s'accompagne dans toutes les affections non dyspnéiques d'une acescence exagérée. Ladite loi paraît résulter de ce que l'entrave apportée à l'intervention directe de l'oxygène réduit notablement la formation des divers acides provenant soit des oxydations, soit des hydratations préalables.

Dès lors, la suspension de l'acescence permet une nouvelle élimination de l'acide urique par dissolution dans le sang et dans les urines; et celle-ci vient s'ajouter à la décharge d'acide urique jusqu'alors insuffisante, qui se trahissait exclusivement par la présence des cristaux entraînés mécaniquement et les émissions d'urine précédentes. Cette alcalescence progressive permettant la dissolution et l'élimination de l'acide urique, explique la cessation de l'irritation asthmogène originelle et l'apparition de la diurèse signalée à la fin de l'accès.

La faute diététique ou la cause occasionnelle quelconque qui détermine l'accès se trouve rarement avoir épuisé son effet dans les vingt-quatre heures, et généralement l'acescence exagérée se reproduit plusieurs fois de suite chez l'uricémique, *avec les conséquences de l'anuricémie momentanée, jusqu'à ce que les causes de l'acescence exagérée, d'une part, et les causes de l'uricémie excessive, d'autre part, se trouvent suffisamment atténuées.*

Lorsqu'à la suite d'une fatigue localisée par exemple, l'accumulation d'acide urique déterminée par l'acescence initiale se manifeste sous la forme d'un accès douloureux, articulaire, musculaire ou névralgique, l'acescence est généralement plus durable et surtout plus continue; l'urine demeure plus longtemps rare et chargée de cristaux uriques, et c'est la sudation qui paraît, dans ce cas, amener la diminution de l'acescence. D'ailleurs les expériences directes de M. Haig montrent que la chaleur et, en particulier, le séjour dans un bain de vapeur sont propices à l'alcalescence. Dans quelques cas aussi, une diarrhée spontanée paraît avoir activé sensiblement l'élimination de l'acide urique en excès.

Cette interprétation pathogénique de l'accès, si clairement exposée par M. Schlemmer, s'applique exclusivement aux uricémiques; elle s'écarte en plusieurs points de la théorie beaucoup plus générale de M. Haig, qui ne mentionne pas l'automatisme de la dyspnée dans l'évolution spéciale de l'accès d'asthme et qui repousse, en outre, toute intervention d'une *névropathie* dans la genèse de cette maladie. M. Haig, en effet, rattache indifféremment aux *crises d'augmentation de l'alcalescence et de la solubilité* corrélative de l'acide urique, diverses congestions des muqueuses respiratoires et nombre d'affections variées : asthme, bronchite, mal de Bright, céphalée, épilepsie, maladie de Raynaud, etc. Ces crises seraient secondées au besoin par une diminution de la pression intrathoracique. Au contraire, d'après les observations de M. Schlemmer, et d'après sa conception de l'*évolution* de l'accès d'asthme chez les uricémiques, la mise en jeu du « réflexe-ataxie » serait seulement préparée par la phase d'alcalescence préliminaire et n'éclaterait qu'au moment de la crise d'*acescence;* ce processus assimile absolument l'accès d'asthme à l'attaque de goutte telle que la conçoit M. Haig.

Au point de vue de l'*hygiène thérapeutique,* les observations précédentes, quoique limitées à un domaine beaucoup plus restreint, conduisent à des conclusions pratiques, dont M. Schlemmer trouve la confirmation partielle dans les données expérimentales et cliniques mises en relief par M. Haig.

Ces données fournissent, entre autres résultats, une explication nouvelle du rapide soulagement que procurent aux asthmatiques de cette catégorie le *séjour dans les salles de vapeur et la médication alcaline.* A cet égard, elles démontrent aussi les dangers de l'alcalinisation lorsque celle-ci n'est pas associée à l'observance d'un régime capable de restreindre la formation de l'acide urique; car l'augmentation de l'alcalescence maintient en solution *dans le sang* une proportion plus grande d'acide urique qui entretient la gêne de la circulation artérielle : et dans ces conditions, le malade se trouve exposé (sous l'influence d'un refroidissement, d'un surmenage ou d'un accident dyspeptique) à la précipitation de l'acide urique en plus grande abondance dans les vaisseaux, ou à sa brusque rétention dans les tissus.

M. Schlemmer fait incidemment remarquer qu'il prescrit rarement la morphine aux asthmatiques; or en ce qui concerne particulièrement les asthmatiques *uricémiques,* les expériences de M. Haig ne pourraient qu'encourager cette conduite, puisque l'opium a, paraît-il, pour effet de diminuer l'alcalescence.

Chez ces malades, pendant la série d'accès, les médicaments susceptibles de calmer l'irritabilité du système nerveux sont les bromures ou la belladone. Il faut aussi chercher à favoriser, au moyen de l'iodure et des alcalins, la dissolution et l'expulsion de l'acide urique. Peut-être les nouveaux dissolvants de cet acide (urée, urotropine, pipérazine) se montreraient-ils également ou même plus rapidement efficaces ?

Dans les mêmes cas, comme les reins sont toujours à ménager, l'emploi d'un purgatif végétal, activant dans l'intestin l'élimination de l'acide urique et des déchets nucléiniques, en même temps qu'il supprime l'action des fermentations digestives, paraît quelquefois hâter la terminaison de la crise.

Il est important aussi, pour en prévenir la reprise, de dissiper ou d'atténuer les effets de la *dyspepsie flatulente*, habituelle, qui provoque si souvent le retour des accès et qui les aggrave ; administrés dans ce but, le charbon, la strychnine, l'acide chlorhydrique, etc., suivant les cas, permettent de diminuer très notablement la fréquence des accès, et même peuvent faire avorter une crise imminente.

Il convient, dans tous les cas, de restreindre l'usage ordinairement exagéré de l'alimentation carnée, et peut-être parerait-on, dans une certaine mesure, aux inconvénients d'une nourriture azotée relativement insuffisante, en remplaçant pendant quelque temps la viande, au moins en partie, par ses succédanés, tels que l'*aleurone* ou la *caséine* qui, d'après les récentes expériences de M. Rosenfeld, diminuent sensiblement la formation de l'acide urique.

X

ASTHME PSYCHIQUE

Il est des cas où toutes les mesures prises, simultanément ou successivement, à l'égard des excitations périphériques, demeurent inefficaces ou du moins tout à fait insuffisantes pour prévenir le *retour des crises* d'asthme ; car il ne faut pas oublier que ces diverses excitations ne représentent que des *occasions d'accès* et peuvent, tout au plus par la répétition plus ou moins fréquente de l'irritation du centre asthmogène, déterminer et fixer (même au delà de la date de leur suppression) la *forme habituelle* des crises.

Il est d'ailleurs des cas où la recherche la plus minutieuse des « épines organiques » demeure vaine et où les occasions habituelles des accès (émotions, contraintes morales, préoccupations, surmenage intellectuel) conduisent à admettre l'existence d'une provocation partie des centres psycho-sensitifs et psycho-moteurs. En outre, c'est dans ces formes surtout (quoique non exclusivement), qu'on voit les crises de migraine, les tics, l'épilepsie, l'hystérie, l'hypochondrie ou les délires succéder aux accès d'asthme ou s'y associer.

Dans ces formes enfin, il n'est pas rare non plus que le syndrome se manifeste plus spécialement par des troubles vaso-moteurs; et alors parfois les accès d'asthme alternent avec des crises d'hyperhydrose localisée ou avec une poussée d'urticaire indépendante de toute faute de régime appréciable.

On a donné un peu gratuitement le nom d'*asthme psychique* à cette variété de la névrose dans laquelle les causes visibles ou tangibles font défaut. La crise n'a rien de *psychique* par elle-même. Elle est simplement attribuée à une influence psychique, faute de mieux; et le fait est que toutes les secousses morales, même les plus inoffensives en apparence, les plus petites contrariétés de la vie courante, par exemple, sont capables de réveiller la névrose endormie. — « Aux petites causes les grands effets. »

Mais de toutes les influences *corticales* qui peuvent produire un tel résultat, la plus efficace est, sans aucun doute, la crainte même de la crise. L'asthmatique subit, plus que tout autre névropathe, la conséquence fatale de l'« *expectant attention* ». Cela est tellement vrai que si une circonstance absolument imprévue vient le distraire vivement de son appréhension consciente, subconsciente ou même inconsciente, l'accès attendu n'a pas lieu. Le retour des crises, à de certaines dates fixes ou dans de certaines conditions dûment éprouvées de climat, d'altitude ou de température, équivaut à un engagement de l'organisme contre lequel rien ne saurait prévaloir. La résiliation est ou paraît impossible. 'La névrose est souveraine maîtresse; il faut céder à sa loi.'

L'imagination — la folle du logis — serait donc, si l'on envisage sainement les choses, seule responsable des fantaisies de l'asthme essentiel. Mais alors Van Helmont lui-même en aurait il été victime? et ce moine aussi, dont parle Framery, chez lequel les crises se renouvelèrent pendant vingt et un ans, régulièrement et sans manquer une seule fois, à chaque retour de la nouvelle lune? et tant d'autres encore? et tous ceux, en un mot, qui savent que la crise est *fatale*, qu'elle *doit* venir à son heure et que rien ne la retardera?

Il est bien supposable, en effet, que le mécanisme de cet asthme chronométrique consiste en une excitation du centre asthmogène partie des centres supérieurs corticaux. Et il n'y aurait rien de plus à en dire dans l'état actuel de nos connaissances, si dans ces derniers temps Brügelmann n'avait gratuitement attribué à cette pathogénie une importance de tout premier ordre.

Brügelmann, partant des phénomènes de l'hypnose, arrive d'inductions en inductions à déclarer que tout phénomène *physiologique* doit être considéré comme décomposable en trois actes qui sont : l'*action*, la *perception*, la *réaction*. Jusqu'ici l'hypothèse est relativement défendable. Mais il admet encore que, entre la perception et la réaction, la *volonté* sert de régulateur plus ou moins discipliné. L'*action*, s'exercant sur les centres de *perception*, détermine un besoin de *réaction;* la réalisation et le mode de la réaction dépendent de la *volonté*. La *réaction est incomplètement automatique,* c'est-à-dire encore quelque peu appropriée à l'action, tant que le *sommeil ou l'inconscience ne sont pas absolus*. Elle manque tout à fait dans le sommeil quand la volonté est abolie. — On voit où conduit cette conception étrange. La conscience et la subconscience impliquent la réaction voulue et la réaction automatique. C'est toujours l' « *expectant attention* » des psychologistes anglais. Le centre asthmogène est comme un pistolet chargé toujours prêt à partir.

La pression de la détente — quel qu'en soit l'agent, conscient ou inconscient — a constamment le même résultat immédiat, inévitable.

En pareil cas, il est plus difficile d'éliminer les causes éventuelles des accès, mais il reste encore à essayer, comme dans les formes précédentes, *de modérer d'une manière générale* la susceptibilité des cellules nerveuses, soit en paralysant, à l'occasion, l'excitabilité totale de la masse encéphalo-médullaire, soit en combattant momentanément les actions inhibitrices du système vaso-moteur, soit enfin en cherchant à ramener l'harmonie indispensable entre les diverses parties de l'organisme... Beau rêve, qui ne serait réalisé que si nous étions sûrs de rétablir l'équilibre des échanges nutritifs normaux et de supprimer, par une hygiène encore inconnue, le *nervosisme inné des centres respiratoires*.

Quelle *hygiène morale* pourrions-nous, d'autre part, conseiller utilement? Quel malade s'y soumettrait? Tout ce que le médecin est en droit de recommander se borne à la règle banale de conduite qu'un asthmatique de bon sens connaît aussi bien que lui. Prescrire le *repos intellectuel*, voilà une ordonnance vraiment par trop facile! « Évitez les préoccupations, prenez de la distraction, fuyez les émotions! » Et cela dit, qu'arrive-t-il?... Cette hypnose psycho-thérapique dont on a fait tant de bruit, quels services a-t-elle donc rendus? Aucun, ou peu s'en faut.

La seule chose bonne est, en résumé, de chercher à convaincre *certains malades* — mais non pas tous — que la crainte obsédante des accès à venir est la cause efficiente de leurs rechutes. Car, après tout, cela est la vérité même. Sans doute, le malade répondra : « Mais mes crises me reprennent au moment où j'y pense le moins! » — Assurément, et cependant il pourra finir par comprendre que la confiance en soi est la première condition de sécurité... et peut-être en fera-t-il *quelquefois* son profit.

XI

FORMES IRRÉGULIÈRES

Dans ses manifestations atypiques, frustes ou larvées, l'asthme n'affirme pas moins que dans sa forme commune le caractère d'une névrose essentielle. Ses retours paroxystiques le dénoncent toujours, et cela seul suffit pour lui opposer invariablement *l'hygiène générale qui s'applique sans distinction à toutes les névropathies essentielles.*

Nous avons, chemin faisant, mentionné les crises atypiques (celles où l'évolution du syndrome est modifiée ou intervertie), les crises frustes (où le coryza, par exemple, résume en lui l'accès avorté), les crises irrégulières (où la fièvre intervient). Il nous reste encore à signaler ce qu'on pourrait appeler les *crises larvées*.

Tel asthmatique attend à *date fixe* l'explosion de sa crise. Si, par hasard, elle n'a pas lieu, quelque chose la remplace; et quelle que soit l'affection vicariante, celle-ci emprunte à la névrose immanente ses attributs fondamentaux, se localisant de préférence dans une sphère d'innervation assez voisine de celle dont l'asthme vrai est tributaire. L'*angine de poitrine*, dite diathésique ou arthritique, remplit souvent cette suppléance.

Du reste, au siècle dernier, l'asthme et l'angine de poitrine étaient la plupart du temps confondus. Avant Parry, l'angine de poitrine s'appelait *pneumonalgie, asthme douloureux*. Ces noms, en tant qu'ils s'appliquaient à des formes « mixtes » ou larvées, ne faisaient que traduire fidèlement la réalité des choses. Entre l'angine de poitrine et l'asthme, syndromes trop souvent schématisés pour les besoins de l'étude, il existe toute une série de manifestations interlopes, empruntant tantôt à l'asthme, tantôt à l'angine de poitrine, dans des proportions variables, tel ou tel symptôme n'ayant en soi aucune valeur pathognomonique, mais dont l'ensemble réalise les aspects cliniques les plus variés. L'analogie des deux névroses a été reconnue et affirmée par J. Franck, Trousseau, Anstie. Depuis longtemps, Knieland a démontré leur alternance et donné comme résultat de sa propre expérience que « l'asthme intense et chronique se complique presque toujours de symptômes qui, tout en ne constituant pas ce qu'on appelle ordinairement l'*angine de poitrine*, représentent cependant une affection mitoyenne. Trois fois il a vu l'*asthme franc* mener directement à l'angine de poitrine franche ».

C'est dans cet ordre de faits qu'on rencontre les variétés larvées de l'asthme. Alors il ne s'agit plus d'une violente attaque d'angine de poitrine survenant aux lieu et place de l'asthme qui fait défaut; il s'agit d'un syndrome tout nouveau, composite, et en présence duquel le diagnostic hésite. John Forbes a donc été bien inspiré en disant qu' « il y a dans l'angine de poitrine quelque chose de *mental* qui distingue cette névralgie de toutes les autres ».

Cette remarque s'adapterait aussi bien à l'asthme, lorsqu'il se manifeste par une *anxiété respiratoire où la dyspnée n'est pour rien*. Le malade *croit* qu'il va étouffer; « il a, dit le professeur Jaccoud, la *crainte* de la suffocation *sans gêne réelle de la respiration* ». Les « pseudo-asthmes symptomatiques », dans les maladies du cœur, se traduisent fréquemment par ces crises. Ainsi l'*angoisse simple*, toute seule, sans angine de poitrine, sans dyspnée, sans catarrhe, est encore une forme de l'asthme larvé, que nous avons appelée *anxiété paroxystique*. Celle-là n'est que *mentale*, du moins en apparence. Cependant il est probable qu'elle a son substratum dans quelque perturbation des noyaux du nerf vague, tout comme l'asthme le mieux caractérisé. Elle répond à cette détresse, avec affolement du rythme respiratoire, que François Franck a si bien étudiée chez les animaux dont on excite le pneumogastrique; comme si l'ébranlement du nœud vital, centre des fonctions respiratoires, évoquait instantanément le pressentiment d'un danger immédiat, d'une syncope fatale. *L'anxiété paroxystique*, sensation indéfinissable, peut donc tenir lieu de l'asthme vrai. Elle est nocturne, réveille brusquement le sujet au plus profond d'un sommeil paisible et le terrifie. Il blêmit, transi de sueurs froides; il a conscience qu'il va mourir; c'est bien, selon Sénèque, « la méditation de la mort ». Mais la respiration est libre, le cœur bat; les minutes passent, le temps rassure le malade; une émission d'urine abondante et claire vient prosaïquement lui annoncer le dénouement heureux de cette fausse agonie, et il se rendort. Il a eu sa *crise d'asthme*.

On pourrait ranger encore parmi les formes larvées de l'asthme, l'*angoisse laryngée* (qui affecte tant de rapports avec l'ictus laryngé essentiel), certains spasmes œsophagiens à retours périodiques, enfin des poussées congestives prurigineuses d'une violence extrême sur la conjonctive et les muqueuses des voies lacrymales; mais dans ces déterminations de la diathèse si éloignées de leur lieu d'élection, l'asthme proprement dit est par trop méconnaissable pour que nous nous y arrêtions. Il suffira de les rappeler en signalant les transformations éventuelles de la névrose.

A dessein et dans de nombreux passages, nous avons insisté sur les étroits liens de parenté qu'on a reconnus de tout temps entre l'asthme et la goutte, l'urticaire, la sciatique, la migraine. Non seulement ces affections coexistent dans les mêmes familles, mais elles peuvent se suppléer et même se supplanter chez le même sujet. Il faut que le tempérament neuro-arthritique — herpétique, pour employer le mot de Bazin — se traduise par l'une quelconque de ces grandes manifestations diathésiques.

La transformation de l'asthme essentiel en goutte articulaire n'est pas très commune. Elle est possible néanmoins. Celle-ci succède à l'asthme, tantôt à bref délai, tantôt et le plus ordinairement lorsque les crises d'asthme ont déjà disparu depuis assez longtemps. Nous avons suffisamment parlé de la migraine, de l'urticaire, des troubles mentaux à forme dépressive qui remplacent l'asthme vrai, pour n'y pas revenir à nouveau. Ce qu'il faut simplement retenir, au point de vue spécial de l'hygiène thérapeutique, c'est que toutes les formes névropathiques *équivalentes* par lesquelles se traduit la susceptibilité du bulbe doivent être combattues par des procédés *équivalents*.

L'hygiène de l'angine de poitrine purement nerveuse ne différera donc pas de l'hygiène de l'asthme vrai, lorsqu'on aura acquis l'assurance que celle-là procède de celui-ci. La grande et légitime frayeur qu'inspire l'hydrothérapie froide dans les cas de maladie cardiaque avérée et surtout de lésions aortiques n'aura plus sa raison d'être si la filiation des symptômes démontre que l'angoisse précordiale s'est simplement substituée à l'asthme convulsif. Et si, par précaution extrême, on croit devoir conseiller la douche chaude, ou la douche écossaise de préférence à la douche froide, on pourra s'attendre à une amélioration moins rapide, mais non moins certaine.

Les formules d'hydrothérapie énoncées plus haut n'auront point à être modifiées. Leurs indications et leurs contre-indications sont rigoureusement les mêmes. Autant que dans les cas d'asthme franc, la continuation pour ainsi dire illimitée de l'hydrothérapie s'impose sans réserves. Jamais on n'a le droit d'assigner une durée quelconque à cette souveraine mesure d'hygiène thérapeutique. Bien longtemps après que la guérison paraît assurée, il faut persévérer encore.

De tous les médicaments dont l'usage constant peut émousser la susceptibilité des centres bulbaires, la valériane est encore celui qu'il faut placer au premier rang. Son efficacité augmente notablement lorsqu'elle est associée à l'antipyrine. L'antipyrine, dans les cas de ce genre, quels qu'ils soient, est de beaucoup préférable aux agents similaires tels que la salipyrine, la phénacétine, l'exalgine, etc.

Si l'on craint que l'emploi de l'antipyrine longtemps prolongé ne produise des troubles gastriques, on y adjoindra le bicarbonate de soude à bonnes doses, qui *presque toujours* réussit à empêcher ou à supprimer l'intolérance. Il va sans dire que chez les asthmatiques devenus cardiaques, l'analyse des urines est indispensable. L'état des reins, en pareil cas, réglera l'usage et la quantité du médicament.

Du reste, il n'y a jamais grand inconvénient à interrompre de temps en temps une médication pour éviter l'accoutumance.

XII

ASTHME ET TUBERCULOSE

Les *asthmatiques*, même ceux qui sont atteints de bronchite catarrhale chronique, *sont réfractaires à la tuberculose*. Le milieu de culture préparé par une muqueuse respiratoire de névropathe ne convient guère au bacille de Koch. C'est un fait qui attend encore son explication, mais c'est un fait.

L'antagonisme dont il s'agit est connu de tout temps, et il a dû, dès avant la découverte de l'auscultation, frapper d'autant plus vivement les médecins, que la dyspnée spasmodique permanente non tuberculeuse entraîne parfois une véritable cachexie. L'immunité des asthmatiques vis-à-vis de la phtisie est donc très probablement le motif qui a accrédité le proverbe : L'asthme est un brevet de longue vie.

Mais l'incompatibilité de l'asthme et de la tuberculose existe-t-elle réellement? — Il est rare qu'un proverbe se trompe. Et le fait est que celui-ci n'est démenti que par un très petit nombre d'exemples. Oui, l'immense majorité des asthmatiques sont réfractaires à la tuberculose pulmonaire, et l'on peut même ajouter hardiment : à toutes les localisations de la tuberculose en général. Bien d'autres sujets encore, parmi ceux qui ne sont pas asthmatiques, possédent le même privilège, et l'on s'accorde à déclarer que la plupart des neuro-arthritiques sont de ceux-là.

L'hérédité tuberculeuse peut être mitigée par l'hérédité arthritique, mais elle n'en perd pas forcément pour cela son influence phtisiogène. Guéneau de Mussy, le premier, a protesté contre l'opinion vraiment unanime qui avait jusqu'à lui prévalu sans conteste. Quelques exemples de la combinaison des deux diathèses lui servirent à établir : 1° que certains asthmatiques peuvent devenir phtisiques; 2° que certains phtisiques peuvent devenir asthmatiques.

Ainsi, tantôt l'asthme préexiste et se complique tardivement de tuberculose; tantôt la tuberculose débute et l'asthme suit. Dans le premier cas, les crises en s'atténuant laissent toujours quelques traces de leur passage; une dyspnée moins convulsive, plus régulière, accompagnée de poussées fébriles, inaugure les symptômes de la bacillose. Dès lors, les accès d'asthme se font plus rares et perdent de leur franchise. Dans le second cas, les paroxysmes modifient la marche progressive de la tuberculose pulmonaire *localisée*, qui s'arrête ou se ralentit dans son évolution. Guéneau de Mussy se demande si l'emphysème qui complique l'asthme n'est pas la véritable cause de cette détente; car l'emphysème essentiel, sans asthme, passe pour s'opposer à l'envahissement tuberculeux. Dans cette hypothèse, l'asthme exercerait *indirectement* sur la tuberculose confirmée son influence favorable.

Enfin on a vu alterner les périodes respectives de l'asthme et de la tuberculose, chacune des deux maladies dominant la scène à tour de rôle.

Tout récemment M. Schlemmer est revenu sur cette question de l'*antagonisme de l'asthme et de la tuberculose*. « Ayant noté toujours avec soin les antécédents héréditaires, j'ai pu, dit M. Schlemmer, diviser en deux classes, à cet égard, les asthmatiques, déjà nombreux, que j'ai eu l'occasion d'observer.

« S'il est des *pseudo-asthmes tuberculeux* qu'on peut diagnostiquer en raison des signes d'*adénopathie*, on en rencontre aussi qui ne présentent pas avec assez de netteté les signes précités pour permettre le diagnostic. Parmi les cas de ce genre, il en est quelques-uns qui, pendant un temps très long (parfois plus d'une vingtaine d'années), ne peuvent demeurer suspects qu'en raison des antécédents héréditaires et de l'aspect général (d'ailleurs chétif aussi chez nombre d'asthmatiques purs). Mais chez tous ceux que j'ai observés et qui ont succombé à la tuberculose, celle-ci a éclaté toujours brusquement, et, au moment où l'asthme cessait (probablement par suite d'un processus destructif succédant aux phénomènes de l'irritation ou de la compression), la bacillose a toujours présenté une marche extrêmement rapide et l'infection a toujours été généralisée. Ces malades, d'ailleurs très peu nombreux, présentaient *tous* des antécédents héréditaires directs (paternel ou maternel) tuberculeux. Jusqu'ici, chez aucun des asthmatiques que j'ai soignés et qui n'offraient pas d'antécédents tuberculeux directs, je n'ai eu connaissance d'une tuberculisation ultérieure.

« D'autre part, certains faits m'ont semblé plaider encore en faveur de l'antagonisme en question : j'ai observé notamment un asthmatique adulte, issu de deux familles goutteuses et névropathiques tout à fait exemptes de tuberculose, qui présentait une déviation nasale très accusée, survenue progressivement dès l'enfance sans traumatisme aucun, et qui offrait au moment de son arrivée, sur la cloison déformée, une ulcération de date très ancienne et indéterminée; je n'ai pu (en raison de circonstances particulières) préciser si les bacilles deux fois constatés dans les crachats provenaient d'une zone pulmonaire assez récemment et passagèrement congestionnée ou seulement de l'ulcération nasale; quelle qu'en soit d'ailleurs l'origine, la guérison rapide de la congestion pulmonaire et la guérison, beaucoup plus lente mais depuis plusieurs années définitive également, de la lésion nasale me paraissent témoigner d'une résistance manifeste à l'invasion bacillaire [1]. »

En résumé, la circonstance étiologique qui domine la situation et qui, par conséquent, doit ici comme partout éveiller la méfiance du médecin, c'est l'hérédité tuberculeuse. Un asthmatique dont les parents sont franchement arthritiques ou neuro-arthritiques, ainsi qu'il l'est lui-même, n'a vraiment rien à redouter. La contagion ne l'atteindra pas; il est invulnérable parce que ses antécédents sont sans tare bacillaire. Au contraire, l'asthmatique issu d'une souche tuberculeuse et d'une souche arthritique peut se ressouvenir encore de la première de ces deux

1. *Presse médicale*, 1896, n° 38, p. 223.

origines, même lorsqu'il a déjà affirmé sa ressemblance pathologique avec la seconde.

Cela étant, l'hygiène prophylactique de la tuberculose à venir est des plus simples. Les asthmatiques pour lesquels on sera plus disposé à craindre sont évidemment les fils de tuberculeux, et à ceux-là convient presque toujours la *médication arsenicale*. Soit avant, soit après l'éclosion de la bacillose, les mesures à prendre restent invariables. Dans ces cas sans exception, les cures du Mont-Dore et de la Bourboule sont formellement indiquées.

La règle de conduite peut différer au point de vue de l'alimentation, de l'emploi de l'hydrothérapie, du choix du séjour hivernal. Mais ceci n'est plus de notre programme. Lorsqu'un asthmatique est devenu tuberculeux, l'hygiène de l'asthme passe au second plan. Il faut courir au plus pressé, c'est-à-dire oublier l'asthme pour s'occuper exclusivement de l'hygiène de la tuberculose.

XIII

ASTHME DES FOINS

Des travaux intéressants, peut-être démesurément étendus, ont été publiés depuis quelques années sur l'*asthme des foins* ou *fièvre des foins*, principalement en Angleterre et en Amérique.

Cette forme d'asthme, plus fréquente dans la race anglo-saxonne que dans toute autre, est définie par Morell-Mackenzie : « une affection particulière de la muqueuse des fosses nasales, des yeux et des voies aériennes donnant naissance au catarrhe et à l'*asthme*, et produite à peu près exclusivement sous l'influence du pollen des graminées, ne survenant par conséquent que lorsque ces dernières sont en fleur[1]. »

La prédisposion de la race anglo-saxonne, qui

1. RUAULT, *Traité de médecine*, t. IV, p. 52.

explique le grand nombre des mémoires anglais et américains consacrés à cette étrange maladie, est une donnée étiologique définitivement confirmée. Elle n'est pas corrélative d'une question de climat.

D'autre part, quel que soit le pays, ceux qui sont atteints de l'asthme des foins ont leurs crises surtout dans les mois de mai, de juin, de juillet, époque de la floraison des graminées. En août et septembre, au moment de la coupe des regains, le mal réapparaît souvent et ne cesse qu'au commencement de l'automne. Pour cette raison, Gordon l'a appelé *catarrhe* ou *asthme d'été*.

Elliotson et Blackley ont établi cette remarquable concordance sur une série d'observations dont la rigoureuse exactitude équivaut à une démonstration expérimentale. Blackley, en particulier, a pu prouver, par une série de faits maintes fois constatés sur lui-même :

1° Que les inhalations de pollen produisaient toujours les symptômes caractéristiques de la fièvre de foin ;

2° Que, chez lui et chez deux autres personnes, l'intensité des symptômes était en raison directe de la quantité de pollen en suspension dans l'air ;

3° Enfin, que la chaleur, la lumière, la poussière, les substances odorantes ou l'ozone ne suffisaient pas à déterminer un accès de fièvre de foin.

Ruault, dans l'excellent article qu'il a publié sur cette question et auquel nous ferons de nombreux emprunts, dit qu'en Amérique, « le pollen des graminées semble produire des effets moins intenses qu'en Europe. On y observe bien des formes légères de fièvre de foin du mois de mai au mois d'août, mais c'est en août et en septembre que la maladie sévit avec la plus grande rigueur. Or, à ce moment, la floraison des graminées est terminée; mais, en revanche, c'est le moment où fleurit en abondance une plante qui ne se rencontre pas en Europe, l'absinthe romaine (*Ambrosia artemisiæfolia,* Ambrosiacées, Composées). Le pollen de cette plante serait un agent provocateur très actif des crises. Un médecin américain, Wyman, atteint de l'affection et qui pouvait éviter l'accès en se réfugiant dans une région élevée où cette plante ne croissait pas, était invariablement pris d'un accès lorsqu'il ouvrait un paquet qu'il avait apporté avec lui. Chez son fils, l'expérience réussissait de même constamment.

C'est donc bien le pollen qui détermine le rhume de foin. Le *soleil,* la *poussière* peuvent sans doute favoriser ou amener le retour des accidents pendant la saison, mais ils ne suffisent pas à créer la maladie, et lorsqu'ils déterminent des accidents analogues, soit pendant la saison, soit en dehors d'elle, on peut être à peu près sûr qu'il ne s'agit pas de rhume de foin véritable, mais bien d'une hyperexcitabilité réflexe nasale banale simulant une affection dont elle est en réalité très différente.

« Mais comment le pollen agit-il? Possède-t-il, comme le croit Morell-Mackenzie, une *action irritante spéciale?* Agit-il, au contraire, parce qu'il apporte avec lui dans les fosses nasales des *micro-organismes* qui seraient les vrais agents pathogènes? Le professeur Cornil n'est pas loin de l'admettre. Déjà, en 1869, Helmholtz, qui souffrait depuis longtemps du rhume de foin, avait, au moment des accès, trouvé dans son mucus nasal, mais seulement dans les masses les plus adhérentes de ce mucus, du micro-organisme qu'il n'y trouvait jamais en temps ordinaire [1]. » Or, ainsi que l'a fait remarquer M. Ruault, la description que donne Helmholtz de ces microbes ressemble beaucoup à celle du *bacillus subtilis*.

L'hypothèse de M. Ruault n'a été jusqu'à présent ni infirmée ni confirmée. Le fait que l'absinthe romaine exerce une action très analogue, sinon identique, à celle des graminées en général paraît impli-

1. RUAULT, *Traité de médecine*, t. IV, p. 51.

quer que le pollen du foin n'a pas la vertu asthmogène spécifique qu'on lui prête. D'autre part, il n'est pas douteux que la fréquence de l'asthme de foin n'est pas la même à chaque renouveau du printemps. Sous ce rapport encore, les années se suivent et ne se ressemblent pas. Il y a des recrudescences de la maladie qui ont véritablement des allures d'épidémie, et lorsque ces épidémies se produisent, tantôt elles sont surtout catarrhales, tantôt surtout fébriles.

Mais ce qui ne saurait être mis en discussion, c'est la *prédispositon individuelle;* et c'est aussi par ce fait étiologique que la fièvre de foin est un *asthme caractérisé*.

Déjà nous avons signalé la plus grande fréquence de la maladie chez les individus de race anglo-saxonne. Les Français, les Italiens, les Espagnols y sont bien moins souvent sujets. Les nègres paraissent posséder l'immunité innée.

Chez les campagnards, l'asthme d'été est infiniment plus rare que chez les citadins; ceux-ci ne sont guère atteints que dans les localités où ils passent la villégiature estivale. Chez quelques-uns cependant, la susceptibilité est telle qu'il suffit qu'un bouquet de graminées soit apporté dans leur appartement pour que la crise éclate aussitôt. Parmi les victimes de cette insupportable affection, les hommes d'étude, les littérateurs, les artistes, — les sédentaires en général, — comptent pour un chiffre très supérieur à celui des commerçants et des ouvriers. Les tout petits enfants sont presque toujours épargnés; c'est seulement vers la dixième année que la maladie se déclare.

Il n'existe pas une névrose — pas une seule — qui présente à un plus haut degré le caractère *familial*. Le neuro-arthritisme domine la situation, cela va sans dire. Mais en dehors de la diathèse herpétique, il s'agit réellement d'une prédisposition toute spéciale, parfois isolée, distincte des manifestations les plus habituelles du nervosisme et très nettement héréditaire. Ce qu'il importe plus encore de faire remarquer, c'est que cette prédisposition se déclare chez les sujets de souche asthmatique, goutteuse, migraineuse, alors que l'asthme essentiel, la goutte, la migraine, n'ont jamais existé chez les mêmes sujets. Il en est qui, sans avoir éprouvé la moindre atteinte d'*asthme essentiel*, sont, tous les ans à la même époque, repris d'une forte crise d'*asthme de foin*.

La crise, d'ailleurs, présente en général beaucoup plus d'analogies avec l'asthme sternutant qu'avec l'asthme dyspnéique et catarrhal. C'est un accès subit d'éternuements incoercibles avec sécrétion plus ou moins abondante de liquide pituitaire, congestion et démangeaison des conjonctives, malaise général, frissons, etc. Un exemple typique de ce genre est le suivant. Un peintre de Paris, âgé de cinquante ans environ, modérément névropathe, fait au mois d'août une excursion en Suisse avec ses deux fils, âgés l'un de dix-neuf ans, l'autre de dix-sept. Le père et les fils ont eu des crises d'asthme de foin pour la dernière fois il y a trois ans. Ce répit, tout à fait exceptionnel dans leur commune histoire, faisait supposer que leur susceptibilité s'émoussait. Ils passaient de Suisse en Italie par le col du Bonhomme, et descendant d'une altitude où les graminées de fourrage ne croissent plus guère, ils arrivaient, sur le versant italien, dans un pâturage où l'on fanait le regain. Ils y étaient à peine entrés que tous les trois ensemble, comme s'ils se fussent donnés le mot, entamaient à qui mieux mieux un concert d'éternuements irrésistibles. Le trio ne s'acheva que loin des faneurs. Voilà une petite crise, mais il en est de plus sérieuses, et celles-ci sont précisément celles qui affectent les allures et l'évolution de l'asthme typique essentiel.

La forme *sternutante*, qu'on peut appeler encore *oculo-nasale* ou *catarrhale*, débute par une démangeaison soit de la pituitaire, soit des orifices des fosses nasales, soit de la conjonctive. Cette sensation annonce l'explosion prochaine de l'accès. Elle redouble d'intensité et se transforme parfois en une véritable et violente névralgie dès que les éternuements ont commencé. La douleur siège d'habitude dans la région frontale inférieure, à la hauteur des sinus. La démangeaison conjonctivale est intolérable; le malade se frotte les yeux avec exaspération et augmente ainsi la fluxion congestive, au point que non seulement la conjonctive, mais aussi les paupières elles-mêmes, en sont toutes rouges et toutes bouffies. La sécrétion nasale, d'abord simplement séreuse, devient muqueuse, puis, exceptionnellement, muco-purulente. La crise se termine presque toujours brusquement; quelquefois le rhume *tombe sur la poitrine*, suivant l'expression consacrée, et une crise d'asthme franc succède à l'accès *sternutant*.

La forme *asthmatique* proprement dite, quoique rarement spontanée, est chez quelques sujets la manifestation unique et primitive de la fièvre de foins. Le catarrhe nasal n'est pas indispensable. La dyspnée éclate aussi brusque et aussi soudaine que dans la crise d'asthme essentiel typique; et ce qui différencie les deux variétés de crise, c'est — en dehors de l'influence des poussières de pollen — la persistance *diurne* de la dyspnée, l'état fébrile plus ou moins caractérisé, enfin la courte durée de l'attaque. L'action du pollen se prolonge même après la première atteinte de suffocation; quelquefois deux, trois, quatre crises se renouvellent, chacune survenant à peu près à la même heure, pendant les quelques jours qui suivent la crise initiale; mais leur intensité va sans cesse s'atténuant. La fièvre, elle aussi, perd chaque jour de sa violence primitive; le premier jour, elle est parfois très intense, et vraiment disproportionnée avec la cause. Les réactions fébriles sont toujours plus vives chez les névropathes, et cela seul explique dans une certaine mesure la brusque élévation thermique de la fièvre de foin.

XIV

HYGIÈNE PROPHYLACTIQUE ET THÉRAPEUTIQUE DE L'ASTHME DE FOIN

C'est dans les saisons intermédiaires, aux retours périodiques de la floraison des foins, que l'hygiène prophylactique doit s'exercer.

S'il est quelque motif d'incriminer une lésion locale capable de favoriser l'explosion des accès, la prudence exige de supprimer ladite lésion par les moyens médicaux ou chirurgicaux dont il a déjà été tant de fois question, et sur lesquels il n'y a plus à revenir :

Les lésions intra-nasales mal caractérisées — celles, en un mot, qui sont plutôt soupçonnées que constatées *de visu* — doivent être *soigneusement respectées*. Les cautérisations ignées dont on a fait tant d'abus ont, selon Ruault, des effets beaucoup plus nuisibles qu'utiles.

La médication hydro-thermale exerce une influence prophylactique tout à fait remarquable dans l'immense majorité des cas. Nous ne savons en vertu de quel mécanisme intime l'organisme perd sa susceptibilité asthmogène... Ce qui est certain, c'est que les cures de la Bourboule et du Mont-Dore, surtout lorsque les malades s'y soumettent pendant plusieurs années successives, suppriment la *réceptivité individuelle* qui est — si l'on peut parler ainsi — l'*autre moitié* de l'étiologie de l'asthme de foin. Le pollen des graminées devient inoffensif.

Pour ce qui a trait à l'hygiène prophylactique *pendant la saison des foins*, nous laisserons encore une fois la parole à M. Ruault :

« Quand la saison du rhume de foin est arrivée et qu'il n'est pas possible de soustraire le malade à ses atteintes en l'astreignant à un séjour en mer ou dans la montagne, suivant les cas, on n'arrivera que rarement au même résultat par les divers moyens prophylactiques mécaniques qui ont été proposés à cet effet. L'emploi des lunettes en verre fumé avec grilles et armatures en taffetas, des respirateurs ouatés pour le filtrage de l'air respiré, des tampons d'ouate intra-nasaux, etc., n'atteint pas toujours le but cherché, et impose au malade des ennuis auxquels il ne se soumet pas volontiers. Un certain nombre de malades se sont bien trouvés de l'emploi des pulvérisations intra-nasales d'huile de vaseline, faites avant le départ de la ville : ces pulvérisations bien faites et assez largement, ou encore remplacées par l'introduction dans le nez de vaseline blanche suivie de la mise en place de petits tampons ouatés à l'entrée des narines, protègent la muqueuse et empêchent *quelquefois* l'accès. Trois de mes malades réussissent à éviter celui-ci en prenant, quelques heures avant de s'exposer aux causes qui le font disparaître d'ordinaire, de 1 à 3 grammes d'antipyrine à l'intérieur; mais le résultat n'est pas constant chez eux, et beaucoup d'autres individus ne retirent de cette médication que des résultats médiocres, insignifiants ou tout à fait nuls. »

XV

ASTHME INFANTILE
LA PRÉDISPOSITION NÉVROPATHIQUE

Les moyens prophylactiques qu'on peut mettre en œuvre contre l'asthme infantile méritent une mention spéciale, d'autant qu'ils sont en contradiction avec les précautions traditionnelles dont abusent le plus grand nombre des parents, par trop routiniers en matière d'hygiène. Si les asthmatiques adultes, bientôt instruits par leur expérience personnelle, savent aussi bien ou mieux que le médecin ce qui leur convient et ce qui leur nuit, il n'en est plus de même des enfants, qui ont besoin d'être guidés et protégés. La névrose a d'ailleurs chez eux des caractères assez tranchés pour nécessiter une direction et une prophylaxie particulières.

On pourrait d'abord supposer qu'il y a urgence à enrayer une maladie dont les progrès ne feront que s'aggraver d'année en année; et alors on admet volontiers qu'en prenant des mesures radicales et promptes, on évitera les dangers que l'avenir tient toujours en réserve. Il semble plus facile d'agir efficacement sur un organisme jeune et plein de ressources — c'est-à-dire lorsqu'il en est encore temps — que sur un organisme déjà modifié par une maladie invétérée. Tout cela est en apparence fort sage, mais il y a beaucoup à en rabattre, pour la simple raison que l'*asthme infantile n'est pas, en règle générale, destiné à durer au delà de l'adolescence ou de la puberté.*

Du moins, s'il dépasse cette limite, c'est presque invariablement pour s'atténuer de toutes manières; les crises sont de moins en moins violentes, de plus en plus espacées, et la guérison s'effectue ainsi d'elle-même par une sorte de désaccoutumance insensible. Il est rare qu'un sujet atteint de forts accès d'asthme pendant toute la période de l'enfance et de l'adolescence soit encore asthmatique passé vingt-cinq ans. Tout au plus conserve-t-il une certaine susceptibilité nerveuse des bronches et des muscles respirateurs, mais il en a fini avec le *grand mal.* L'emphysème sans « l'état convulsif du poumon » est le seul souvenir qui lui en reste.

Sans doute, il ne faudrait pas conclure de cette

innocuité relative, que les soins hygiéniques, les mesures prophylactiques, les traitements médicamenteux employés pendant la phase d'activité de la névrose aient contribué dans une mesure quelconque à une cure dont la nature seule a le mérite. Mais il n'en faut pas non plus prendre prétexte pour abandonner la maladie à elle-même, avec la conviction qu'elle disparaîtra à son heure et que la loi qui préside à son évolution échappe à l'intervention médicale. C'est tout autrement qu'on doit envisager les choses; et les motifs d'agir ne manquent pas.

En premier lieu, il n'est pas indifférent de laisser l'asthme s'installer en permanence, pour un délai qui représente un bon tiers de la vie moyenne. Les crises entravent les fonctions essentielles, par-dessus tout la croissance, et ce développement organotaxique régulier duquel dépendra plus tard l'équilibre de la santé. L'asthme disparaît, mais l'emphysème persiste, et ce n'est pas une infirmité négligeable; non seulement l'emphysème a ses conséquences propres, mais il est encore très souvent le point de départ de déformations thoraciques, d'autant plus sérieuses qu'elles se produisent plus tôt, c'est-à-dire à une époque plus éloignée de l'ossification définitive du squelette. — Nous reparlerons de cette complication.

Comme le développement physique, le développement intellectuel subit le contre-coup des entraves que les crises répétées apportent au cours normal des études. Mais il y a pis que cela à éviter. Une névrose, quelle qu'elle soit, a toujours le grave inconvénient de porter le trouble dans l'ensemble des fonctions cérébro-spinales. La névrose appelle la névrose, et une susceptibilité d'abord partielle et limitée à un appareil tend toujours à se généraliser. L'*irritabilité du caractère* est un résultat presque fatal de ces assauts réitérés. C'est surtout aux approches de la puberté que la carrière pathologique se dessine; c'est à cet âge aussi que l'asthme cède la place à toutes les formes névropathiques qu'il a lentement préparées, car il constitue par lui-même une véritable *prédisposition acquise*, sans compter la prédisposition héréditaire dont il émane directement. La métastase nerveuse dont il a été maintes fois question tient lieu trop souvent de guérison complète; elle est au moins aussi fréquente chez les jeunes gens que chez l'adulte, et la névrose nouvelle est parfois plus fâcheuse que l'ancienne : névralgie faciale, migraine, hystérie, neurasthénie, hypochondrie, mélancolie sont à redouter aussi bien à vingt ou vingt-cinq ans qu'à trente ou cinquante.

Il est certain que les conséquences tardives de

l'asthme infantile sont d'autant plus fâcheuses que l'asthme a été plus sévère. Cette seule considération justifie donc les efforts soutenus de l'hygiène prophylactique et l'expérience démontre qu'ils sont loin d'être inutiles. Nous allons les passer en revue.

Mais au préalable, quelques mots de pathologie sont nécessaires.

XVI

FORMES CLINIQUES DE L'ASTHME INFANTILE
ASTHME FÉBRILE

L'asthme des enfants se présente sous deux formes : l'une, qu'on pourrait qualifier de *typique*, correspond de tout point à l'asthme convulsif des adultes : c'est certainement la moins commune, elle est même exceptionnelle. L'autre, que nous appellerons *atypique*, est caractérisée par des accès dans lesquels l'élément spasmodique très effacé disparaît derrière l'élément congestif et inflammatoire. C'est à Trousseau que revient le mérite d'avoir signalé la singulière anomalie de ces crises où la fièvre remplace le spasme. Aucune maladie ne saurait, mieux que l'asthme infantile, prouver le bien fondé du vieil adage : *spasmos febris accedens solvit.*

Donc, la fièvre se substitue au spasme, et comme

la fluxion catarrhale a toujours du premier coup une assez grande intensité, le diagnostic hésite souvent entre une bronchite capillaire et une pneumonie centrale; ainsi, c'est l'*asthme* qu'on soupçonne le moins à la première crise. Voici comment les choses se passent en général.

L'enfant s'est endormi à son heure habituelle. Il était bien portant; tout au plus avait-on remarqué, les jours précédents, une irritabilité inaccoutumée, mais rien de plus. Il se réveille bientôt, en proie à un grand malaise, il s'agite, il a des sueurs froides et il vomit son repas : on croit qu'il a une simple indigestion. Mais voici qu'il a la fièvre, il tousse, sa respiration est courte, rapide, bruyante. On entend la sibilance à distance. Le pouls est plein et rapide, la température atteint et dépasse même 39°. L'auscultation n'indique pas de lésion en foyer, mais une congestion généralisée avec sécrétion abondante; les râles sonores sont mélangés aux râles humides sur un fond de respiration soufflante : c'est bien le « bruit de tempête » le mieux caractérisé qu'on puisse entendre.

La soudaineté de ces accidents respiratoires et la violence de la fièvre, qui parfois se complique de délire, expliquent amplement les alarmes des parents et même du médecin. La rémission matinale est trop insignifiante pour la dissiper. Le lendemain, le surlendemain la situation reste la même, et cependant aucun nouveau signe stéthoscopique ne vient confirmer les appréhensions de broncho-pneumonie que le premier examen avait fait naître. Puis, vers le troisième ou le quatrième jour, tout change; la fièvre s'éteint, la respiration redevient plus facile, plus pénétrante, et la convalescence marche si vite qu'on ose à peine y croire. Le diagnostic fait après coup n'est jamais très catégorique; on parle de pneumonie abortive, de bronchite grippale aiguë..., mais la vérité n'apparaît que lorsque deux ou trois crises identiques, survenues dans le courant de la même année, font soupçonner l'*asthme infantile*. Le médecin a souvent grand'peine à faire prévaloir son opinion.

Il y a trop de différence entre l'asthme congestif et fébrile des enfants et l'asthme spasmodique et apyrétique des adultes pour que ces deux formes cliniques de la même maladie paraissent aux yeux des profanes mériter le même nom. Néanmoins, après plusieurs attaques, on se rend à l'évidence; on sait que les broncho-pneumonies, pneumonies, bronchites capillaires ne surviennent pas ainsi, coup sur coup, sans cause, à l'improviste, avec leur maximum d'intensité dès les premières heures;

elles ne rétrocèdent pas si brusquement, elles ne se résolvent pas sans convalescence. La certitude devient complète lorsqu'on voit se modifier peu à peu les crises. Les symptômes généraux ne sont jamais si bruyants qu'à la première atteinte. La fièvre en particulier perd chaque fois de son intensité primitive; les accidents respiratoires sont toujours les mêmes, mais ils évoluent plus conformément aux habitudes de l'asthme vulgaire. Ils s'atténuent le jour pour réapparaître le soir. De temps en temps, ils s'annoncent encore par une petite poussée fébrile; puis, au fur et à mesure que l'enfant avance en âge, ils cèdent le pas à l'élément nerveux. Le spasme se substitue à la fièvre, comme la fièvre s'était substituée d'emblée au spasme.

C'est surtout chez les tout jeunes enfants qu'on observe l'*asthme fébrile*, c'est-à-dire chez ceux qui n'ont guère plus de quatre ou cinq ans. Du reste, il est rare que la maladie se déclare avant la quatrième année. Les réactions fébriles des enfants sont infiniment supérieures à celles des adultes, et il n'y a, dans le cas spécial de l'asthme, rien qui fasse exception à la règle générale. Ce qui différencie au fond l'asthme des adultes de l'asthme infantile, c'est la prédominance des phénomènes convulsifs. Le contraste des deux types cliniques ressort plus nettement, si l'on compare l'asthme infantile où la dyspnée est d'origine exclusivement catarrhale avec cette variété d'asthme spéciale à l'âge adulte, qu'on a appelée *asthme sec*, où la dyspnée ne relève que de la contracture des muscles inspirateurs.

Les troubles fonctionnels ne sont peut-être pas rigoureusement localisés aux mêmes centres nerveux dans l'une et l'autre forme; mais les deux localisations dont il s'agit sont assurément très voisines. On s'explique mieux la différence des syndromes par le fait hypothétique d'une susceptibilité organique inhérente à l'âge que par une localisation étroite de la perturbation nerveuse centrale dans des groupes nucléaires distincts.

Le temps que peut durer l'asthme fébrile est assez variable. Quelques enfants restent, jusqu'à l'adolescence, sujets aux fluxions aiguës que nous venons de décrire. Cependant le plus grand nombre passent au camp des *asthmatiques vrais* bien avant ce délai. Beaucoup même, parmi ces derniers, ne subissent que deux ou trois attaques fébriles. Chez quelques-uns, une seule poussée de *fièvre asthmatique* précède la série des attaques apyrétiques; et le médecin, très excusable de n'avoir ni prédit ni prévu les crises subséquentes, en devine, seulement lorsqu'elles éclatent dans toute leur franchise, la nature qu'il n'avait pas jusqu'alors soupçonnée.

A titre exceptionnel, les phénomènes broncho-pulmonaires aigus par lesquels s'annonce l'asthme infantile dépassent les limites de la congestion simple. Il s'agit quelquefois de *congestions pneumoniques* avec des foyers d'hépatisation disséminés comme il s'en produit dans la broncho-pneumonie lobulaire. La lésion fluxionnaire, lorsqu'elle est superficielle, va jusqu'à donner lieu à des exsudations pleurales, à des épanchements de la base qui se résorbent rapidement. Il peut arriver également que la plèvre s'enflamme toute seule. Ainsi, de petites *pleurésies à répétition*, contrairement aux prévisions fâcheuses qu'on est disposé à en tirer, ne sont que l'indice de la névrose qui s'installe. Il va sans dire qu'elles imposent la plus grande réserve pronostique; elles sont, au reste, assez rares, pour qu'on ne pousse pas l'optimisme jusqu'à en préjuger, dès le premier examen, la signification rassurante.

La connaissance de ces faits ne remonte qu'à un petit nombre d'années; elle modifie du tout au tout les règles de l'hygiène spéciale à laquelle doivent être astreints les enfants asthmatiques.

XVII

HYGIÈNE GÉNÉRALE DES ENFANTS ASTHMATIQUES

Tout d'abord, il faut considérer les indications hygiéniques afférentes à l'*asthme congestif aigu*. Ce sont les plus importantes.

L'accoutumance aux variations thermiques.

Un préjugé contre lequel on a peu de prise est celui qui attribue les fluxions broncho-pulmonaires à un refroidissement, à un état grippal, à un incident fortuit quelconque où la névrose n'a rien à voir. L'enfant est considéré comme particulièrement susceptible : « Il s'enrhume si facilement, dit la mère, et les rhumes ont chez lui une telle propension à *tomber sur la poitrine*, » que le plus grand souci est de le garantir contre les intempéries. Au lieu de l'aguerrir contre le froid, le vent, l'humidité, on l'expose davantage par les précautions outrées dont on l'entoure. Les vêtements de laine et de coton alternativement superposés ne sont point un obstacle aux variations thermométriques qu'on redoute si fort. L'enfant est maintenu à la chambre dès qu'il neige, dès qu'il pleut, et cette réclusion qui l'étiole n'empêche pas l'asthme de venir le surprendre dans son lit. Puis, lorsque le mal est fait, en dépit des soins qu'on a pris, la superstition du froid reste encore si impérieuse qu'on ne veut absolument pas admettre une autre cause. « Où cet enfant a-t-il bien pu se refroidir? » Il ne s'est pas refroidi et on lui impose un gilet supplémentaire, une ceinture de flanelle, bref on l'encapitonne.

Il est certain que le vent humide exerce sur la plupart des asthmatiques, grands ou petits, une fâcheuse influence. Si le médecin donne le conseil de n'en pas tenir compte, on ne manquera pas, à la première rechute, de lui reprocher son imprudence. Mais il n'est pas question de braver toutes lès rigueurs du temps sans ménagements, sans transition. L'endurance ne s'acquiert que par un entraînement insensible; telle est la fin et tel est le moyen. Aussi est-ce dans l'intervalle des crises qu'il faut déshabituer l'enfant de ces détestables procédés de défense. On allégera peu à peu les vêtements, on lui imposera des sorties quotidiennes dont la durée sera subordonnée à l'état de l'atmosphère; et quand il aura pu affronter le temps « indécis » il n'aura plus guère à redouter le mauvais temps. C'est simple affaire de patience et de mesure. Mais de toutes les méthodes qu'on peut employer pour arriver à cette accoutumance, la plus sûre et aussi la plus rapide consiste dans l'*emploi ininterrompu de l'hydrothérapie*.

L'hydrothérapie.

Ce seul mot a, lui aussi, le privilège de susciter bien des récriminations maternelles. Doucher un enfant asthmatique et, qui plus est, un enfant chez lequel l'asthme se traduit par des congestions pulmonaires, voilà qui passe les bornes de l'extravagance! Cet enfant qu'on ne débarbouille qu'à l'eau chaude, sous peine de crise, comment va-t-il supporter l'eau froide des pieds à la tête? Quelques médecins partagent encore à cet égard la méfiance générale, mais l'expérience est cent fois faite, et il faut passer outre.

On ne saurait toutefois, dans la pratique, donner des indications trop minutieuses sur la manière dont il convient d'user de l'hydrothérapie. C'est l'eau froide qui agit le mieux, à beaucoup près. Certains sujets la tolèrent parfaitement du premier coup; leur réaction est prompte et vive. D'autres, au contraire, réagissent peu et tardivement; ils grelottent, restent blêmes, et s'ils éternuent seulement une fois, les parents désolés triomphent. C'est le médecin qui a tort! L'hydrothérapie est jugée et condamnée. Le fait est qu'une crise est bien vite provoquée par un refroidissement intempestif. Le plus sage est donc de ne pas commencer par un procédé dont le succès est incertain.

La *douche écossaise* administrée sous sa forme la plus simple donne une sécurité à peu près absolue. Tout d'abord il est bon de faire remarquer que le jet brisé sous pression est infiniment préférable à la pluie. Or il n'y a guère que les établissements spéciaux bien aménagés qui disposent d'une pression d'eau et d'une température égales. *Aller* recevoir une douche vaut toujours mieux que se la faire donner chez soi. On prescrira — pour que le doucheur en tienne compte — le jet brisé sous faible pression à courte distance, à la température de 36° centigrades. Cette douche, qui équivaut à une simple aspersion, peut être prolongée pendant deux, trois, quatre minutes sans inconvénient : pas de surprise, pas de suffocation. L'effet en est toujours très sédatif, et tous les malades, sans exception, déclarent en éprouver un bien-être immédiat. Si la colonne d'air entraînée par le jet brisé donne une sensation de fraîcheur désagréable, le doucheur peut, s'il a sous la main un bon mélangeur, élever la température jusqu'à 38°, 39° et faire durer encore ce premier temps de l'aspersion pendant deux ou trois minutes. Pour que le petit malade soit complètement enveloppé d'eau chaude, il faut l'engager à faire une série de demi-tours sur lui-même, et l'on imprime à la lance des mouvements rapides de haut en bas et de bas en haut en évitant de mouiller la tête et en particulier le visage. Puis, la douche chaude achevée, le jet d'eau froide brisé, amorcé à l'avance, est prestement dirigé sur la partie *antérieure* du corps, une ou deux secondes au plus. Presque toujours l'enfant se retourne instinctivement et présente à la douche la face postérieure du corps : deux secondes encore et c'est fini.

Dans ces conditions, non seulement l'eau froide ne provoque pas de sensation désagréable, mais elle est si bien supportée que les plus récalcitrants demandent parfois au doucheur de continuer. Le jet d'eau froide est d'autant mieux toléré que l'aspersion chaude a duré plus longtemps. La réaction est très inconstante, l'action de l'eau froide ayant été fort courte. Du reste il est absolument inutile de chercher à la produire par des frictions énergiques, on risquerait d'irriter la peau sans le moindre résultat. L'effet de la douche chaude se prolonge par delà le moment de la douche froide, et l'on sait que la douche chaude ne donne pas lieu à une réaction véritable. Il faut éviter aussi bien les enveloppements chauds que les enveloppements froids. L'assèchement est complet et rapide lorsqu'on enveloppe l'enfant successivement dans deux ou trois couvertures de laine.

Telle est la première douche. Les suivantes n'en diffèrent que par la moins longue durée de l'affusion chaude; de jour en jour aussi, on augmente celle du jet d'eau froide, mais, bien entendu, sans arriver à l'égalité des deux temps. Enfin on supprime complètement l'eau chaude et on ne donne plus que la douche d'eau froide, qui ne doit jamais durer plus de quinze à vingt secondes. La transition ménagée ainsi prépare peu à peu aux plus susceptibles une résistance qu'on n'espérait pas, et qui ne serait certainement obtenue par aucun autre moyen.

Les détails qui précèdent ne paraîtront pas superflus lorsqu'on se trouvera aux prises avec les difficultés que l'entourage des petits asthmatiques ne se fait pas faute de soulever. Il est indispensable que *la manière d'administrer la douche soit formulée comme une prescription médicamenteuse.* On ne doit jamais abandonner à des doucheurs inexpérimentés le soin de diriger une cure dont la responsabilité incombe au médecin seul; d'autant que chaque doucheur a sa méthode personnelle, empirique, uniforme, invariable. Deux procédés surtout sont en faveur, aussi mauvais l'un que l'autre. Le premier consiste dans l'emploi alternatif de l'eau chaude et de l'eau froide, à temps égaux. Le second, qui n'a plus rien de commun avec la douche écossaise, se borne au refroidissement progressif de l'eau chaude. Les douches chaudes à température décroissante ont un effet sédatif très remarquable et sont recommandées dans certains états d'éréthisme névropathique. Mais elles ne conviennent pas aux asthmatiques pour qui le refroidissement, en dehors des périodes de crise, est un prétexte à poussées catarrhales. Le but à atteindre est simplement l'accoutumance au froid et aucun de ces deux moyens ne le remplit.

S'il est un fait constant, c'est que les enfants soumis aux pratiques hydrothérapiques deviennent, beaucoup plus que tous les autres, réfractaires au rhume vulgaire; et comme le rhume le plus bénin est pour les prédisposés une occasion de crise d'asthme, on ne tarde pas à se féliciter de l'efficacité de la cure.

Mais nous venons de voir que l'asthme infantile survient aussi à l'improviste, et sans que nous en devinions la cause. Les caprices de la diathèse névropathique semblent devoir être seuls incriminés. L'usage méthodique et ininterrompu de l'eau froide leur impose silence, plus sûrement qu'aucun toxique nervin. Le résultat se fait parfois attendre, il n'est pas toujours aussi complet qu'on le souhaiterait; mais, quand même, il vaut la peine d'être recherché. Au demeurant, l'hydrothérapie froide, une fois que l'habitude en est prise, est la meilleure garantie contre les manifestations accessoires de la névrose. Les malades sont les premiers à le reconnaître; ils sont meilleurs juges que personne de son action palliative, et ce qui n'était pour eux dans le principe, qu'une règle thérapeutique à observer ou une corvée à subir, devient un besoin de l'organisme et une satisfaction dont ils ne consentiraient plus à se priver.

XVIII

HYGIÈNE SPÉCIALE DE L'ASTHME INFANTILE SUIVANT LES INDICATIONS CAUSALES

Il n'a été question jusqu'à présent que de l'asthme envisagé comme syndrome, et les règles d'hygiène qui viennent d'être passées en revue ne visent guère, en raison même de leur caractère général, que la forme *essentielle* de la névrose, c'est-à-dire l'asthme spontané, fébrile ou apyrétique. Cette variété est certainement la plus commune, quoiqu'on ait tenté, depuis quelques années, de lui dénier une importance égale à celle de l'asthme *symptomatique*, qualifié parfois de « secondaire », ou « deutéropathique ». La vérité, il faut bien le répéter ici encore, est que l'asthme symptomatique n'est pas, comme certains spécialistes le prétendent, si facile à guérir ou à prévenir que semblent l'annoncer les notions étiologiques dont on a fait à tort si grand bruit.

Cette réserve une fois formulée, il convient de reconnaître que la prophylaxie de l'asthme symptomatique est assez souvent efficace pour qu'on en fasse toujours consciencieusement l'épreuve.

Les causes auxquelles on assigne le principal rôle sont toutes les affections persistantes des voies respiratoires ou des organes accessoires des voies respiratoires, survenues chez des sujets névropathes et plus spécialement chez ceux qui comptent des asthmatiques parmi leurs ascendants directs ou collatéraux. En dehors de ces causes prochaines, il en est d'autres, également morbides, qui n'exigent au préalable aucune susceptibilité idiopathique des voies respiratoires et qui déterminent des attaques d'asthme à distance par un mécanisme réflexe plus ou moins compliqué. Au nombre des premières figurent : l'atrésie simple des fosses nasales, le coryza chronique, l'hypertrophie de la muqueuse pituitaire, l'infiltration adénoïde du pharynx nasal ou guttural, les polypes muqueux, la laryngite, l'œdème glottique, l'adénopathie trachéo-bronchique, etc. Toutes ces affections relèvent de la prédisposition dite « lymphatique ». Elles sont elles-mêmes tantôt primitives, tantôt secondaires. Les végétations adénoïdes du pharynx par exemple sont presque toujours primitives ; l'adénopathie trachéo-bronchique est presque toujours secondaire. C'est ainsi qu'on voit des enfants devenir asthmatiques à la suite de coqueluche.

Les moyens hygiéniques qu'on emploie contre les manifestations de la scrofule peuvent donc favoriser la régression de l'asthme, lorsque celui-ci est directement sous la dépendance des lésions strumeuses. En effet, la combinaison de la diathèse lymphatique et du tempérament névropathique est aussi fréquente chez l'enfant qu'elle est rare chez l'adulte. Mais elle ne dépasse jamais un petit nombre d'années. L'adolescence est le moment de la vie où l'organisme se décide pour l'un ou l'autre *tempérament;* il opte en général pour le nervosisme lorsque des symptômes nerveux se sont déclarés dès le bas âge.

S'il en est ainsi, peut-être n'y a-t-il pas urgence à combattre des lésions locales dont l'existence n'est qu'éphémère et à les supprimer impitoyablement par le fer et par le feu. Les inflammations catarrhales des premières voies respiratoires et les infiltrations adénoïdes du pharynx sont celles dont on s'est le plus préoccupé. Un enfant asthmatique dort-il la bouche ouverte? — C'est qu'il a une hypertrophie des cornets, ou des végétations lymphoïdes du pharynx; et, vite, on intervient, en donnant aux parents l'assurance que l'asthme disparaîtra aussitôt. Le procédé opératoire est des plus simples ; l'anesthésie chirurgicale, locale ou générale, est sans danger chez les enfants ; si cela ne fait pas de bien, cela ne peut pas faire de mal. Et voilà comme quoi, à Paris, le nombre des spécialistes qui s'intitulent « *rhinologistes* » s'élève aujourd'hui à plus de deux cents, alors qu'on n'en comptait pas plus de huit ou dix il y a quinze ans à peine.

Il est absolument faux que cette prophylaxie sanglante de l'asthme soit inoffensive. Beaucoup d'enfants en éprouvent une sorte de secousse dont ils ont grand'peine à se remettre. La suppression totale et brusque des organes lymphatiques du pharynx, sous prétexte d'hypertrophie strumeuse, n'aurait sa justification entière que si nous avions des motifs de croire à l'inutilité de ces organes. Or, si leur utilité ne nous apparaît pas clairement, il ne nous est pas démontré qu'ils ne servent à rien. On ne soupçonnait pas l'utilité du corps thyroïde avant que la chirurgie n'en eût fait la preuve. Certains rhinologistes, grands guérisseurs d'asthme symptomatique, sont en train de nous apprendre que les glandes lymphatiques du pharynx nasal ne sont pas un simple ornement de la muqueuse. Nous devrons à leurs opérations par trop radicales la connaissance d'une variété singulière d'*anémie* qui frise l'état cachectique (l'hémorragie opératoire, malgré son abondance, n'y est pour rien). Pâleur, langueur physique, atonie générale, anorexie, insomnie, tristesse, tout cela survient à la suite d'une exérèse ultra-consciencieuse. Non seulement l'opération peut, comme l'a bien fait voir M. Lermoyez, rester inefficace, surtout chez les sujets scrofuleux, mais elle peut encore, ajouterons-nous, exagérer la disposition « lymphatique » avec toutes ses conséquences. La croissance s'arrête, l'enfant s'étiole, et ce trouble fonctionnel, essentiellement dystrophique, persiste parfois plusieurs mois. Ce n'est plus alors au narinologiste qu'on s'adresse, puisque l'opération a pleinement réussi, c'est au médecin ordinaire qui n'en peut mais. Heureusement d'autres glandes lymphatiques sont assez nombreuses encore, et assez vivaces, même au voisinage des régions opérées, pour qu'on s'attende à voir s'y établir une fonction vicariante d'où résultera le retour à la santé.

Enfin nous savons que les végétations adénoïdes, lorsqu'elles ne sont pas tuberculeuses (et MM. Lermoyez et Dieulafoy ont suffisamment insisté sur ce point), sont le siège de phénomènes de régression qui aboutissent à leur disparition naturelle et spontanée. M. Helme n'a pas manqué de signaler cette tendance favorable de leur processus évolutif comme une *restriction à l'intervention systématique.*

Ces considérations n'entraînent pas non plus forcément l'abstention *quand même.* Elles ne sont exposées ici que pour signaler les dangers d'une méthode qu'on a appliquée uniformément à tous les cas, sans discernement, avec l'idée préconçue que les lésions chroniques du pharynx nasal, de la gorge, des amygdales, etc., sont les causes nécessaires et suffisantes de la névrose.

Mais il est telle circonstance où l'intervention s'impose. Les spécialistes qui ont impartialement étudié les faits, c'est-à-dire ceux qui sont non seulement bons « rhinologistes », mais bons médecins, nous ont montré les avantages des opérations prudentes et sagement différées. Il n'y a jamais péril en la demeure. La situation n'exige jamais impérieusement l'action chirurgicale d'urgence. Les poussées fluxionnaires et même l'hypertrophie chronique ayant une tendance évidente à la régression, l'atermoiement ne met pas le malade en péril ; au contraire. Il s'agit là d'une question de mesure, que les spécialistes apprécient mieux que personne, si leur savoir ne se borne pas à l'application aveugle d'un procédé exclusif. Quelques-uns d'entre eux, revenus du premier engouement, déclarent en toute indépendance que si l'opération a quelquefois un merveilleux résultat, elle est, d'autres fois, sans influence sur la fréquence et l'intensité des crises. Et cela seul démontre que l'asthme peut être *essentiel*, même chez des sujets dont les premières voies respiratoires sont sérieusement endommagées. Bien plus, ils nous signalent des *aggravations* surtout à la suite des cautérisations pratiquées sur les fosses nasales. Voilà qui donne à réfléchir, plus encore que les simples insuccès.

La prophylaxie de l'asthme symptomatique et réellement consécutif à des altérations des muqueuses pituitaire et pharyngée doit donc consister, à l'occasion, en un traitement médical moins violent, mais dont l'effet pourra être aussi un triomphe de « patience et longueur de temps ».

La nature des lésions dont il s'agit en pareil cas est si remarquablement constante qu'on pourrait appeler l'asthme qui en résulte « asthme adénoïdien ». Quel qu'en soit le siège, deux indications principales doivent être remplies ; et ici nous citerons textuellement M. P. Bonnier :

« 1° Combattre l'irritabilité *centrale* des nerfs respiratoires et rechercher si cette même irritabilité n'est pas entretenue par une adénopathie *thoracique*, attendu que *les deux adénopathies rhino-pharyngienne et trachéo-bronchique coïncident souvent.* Le pneumogastrique se trouve alors pris en quelque sorte entre deux feux auxquels il faut faire face concurremment.

« 2° Combattre l'irritabilité *périphérique* des nerfs centripètes et en particulier du trijumeau; et deux cas se présentent :

« *a*) L'*obstruction naso-pharyngée est totale*, avec ou sans oblitération tubaire. On doit, dans ce cas, assez souvent, sinon toujours, pratiquer une tranchée sanglante, puis cautériser, et, aussitôt que la respiration est redevenue possible, appliquer le traitement qui suffit dans le second cas, c'est-à-dire :

« *b*) L'*obstruction naso-pharyngée* n'étant que partielle, il faut, même lorsqu'elle est réduite au minimum, l'*imposer* aussi sévèrement que possible. En effet, rien ne répare mieux l'organe que la fonction. Le nez est fait pour respirer; et un nez qui ne respire pas — surtout s'il est le siège d'une irritation chronique — tend à se combler comme toute cavité inutile, comme une plaie. Si malgré ces moyens l'enfant s'obstine à respirer par la bouche, rien n'est fait.

« Quand l'aspiration est possible, il est presque toujours facile d'augmenter rapidement le calibre de l'arrière-nez par les irrigations légèrement salées et aussi chaudes qu'elles peuvent être supportées. L'eau de la Bourboule convient parfaitement à cet usage. La moitié de ces tissus de végétations est formée d'œdème. L'œdème cède vite à la chaleur. Le reste est entretenu par le manque d'usage des surfaces, par le catarrhe, et inversement. La chaleur restitue leur tonicité à toutes les parties contractiles : vaisseaux, glandes, plans musculaires. Les aspirations chaudes agissent également sur l'amygdalite tubaire que n'atteint pas l'opération. Elles ont, de plus, sur la susceptibilité qui engendre l'asthme, une action très analogue à celle de la cocaïne en ce sens qu'elles peuvent enrayer les accès quelquefois. ..

« Au fond, ces tissus ne sont que des *hypertrophies de défense*, de vastes ganglions diffus qui gagnent du terrain sans rencontrer d'obstacles. Les réduire par la chaleur sans les supprimer, tel est le but à atteindre. Donc, avant de procéder au curettage, au grattage, au râclage, dont il est difficile de mesurer les effets, il est indispensable de recourir aux aspirations et aux irrigations chaudes et prolongées; et si ce moyen n'est pas assez promptement efficace, on devra encore tenter d'agir localement par les porte-coton iodo-iodurés laissés un quart d'heure en place. L'introduction par le nez jusqu'au pharynx provoque des larmes, mais elle n'est pas vraiment douloureuse. »

L'emploi de l'eau chaude et de la solution iodo-iodurée compte des succès assez nombreux pour qu'on y ait recours avant de faire appel au chirurgien; telle est la première conclusion de ce qui précède. Mais ce n'est pas tout. Si l'intervention sanglante paraît indispensable, elle ne doit viser que le résultat *suffisant*. Le superflu n'est pas une sécurité de plus : au contraire.

L'asthme infantile symptomatique de l'adénopathie trachéo-bronchique réclame, pour toute mesure d'hygiène prophylactique, le traitement général de la diathèse lymphatico-strumeuse. Il n'en peut plus être question ici. Ce qui en a été dit suffit. Il est inutile en effet d'ajouter que l'indication générale des cures du Mont-Dore et de la Bourboule est, en pareil cas, plus formelle encore que dans l'asthme bronchitique de l'adulte.

Asthme vermineux.

Quant aux asthmes de cause éloignée comme celui qui est provoqué par les vers intestinaux, les moyens destinés à les prévenir font partie de la thérapeutique courante, et nous n'en dirons rien non plus. Mais puisque nous faisons allusion à l'asthme « helminthique », il n'est pas inutile de mentionner sa très grande fréquence et la nécessité absolue de la combattre de bonne heure. Les oxyures surtout, dont la présence passe souvent inaperçue et ne donne parfois lieu à aucun phénomène morbide, sont chez beaucoup d'enfants prédisposés le point de départ de la névrose; et comme ils apparaissent dès le bas âge, quelquefois immédiatement après le sevrage, ils peuvent être considérés comme la cause la plus banale de l'asthme infantile le plus précoce. Leur influence pathogène n'est pas douteuse; elle se manifeste avec la précision d'une expérience physiologique à résultat prévu. La crise d'asthme, qui est fébrile en pareil cas, aussi bien que celles de l'asthme essentiel, s'atténue ou même avorte instantanément après un purgatif, surtout si ce purgatif est le calomel. Mais comme les œufs d'oxyures sont tenaces, la repullulation du parasite, après quelques semaines ou quelques mois, déterminera une nouvelle crise : même succès du purgatif.

Ce n'est pas la dérivation intestinale qui coupe court à l'accès; car les lavements d'eau glycérinée ou d'eau sucrée qui tuent les oxyures ont le même effet immédiat. Les enfants d'un certain âge, prévenus de la présence des vers par des démangeaisons qu'ils connaissent bien, sont les premiers à réclamer le remède. La coïncidence des invasions d'helminthes et des crises d'asthmes est, chez quelques-uns, d'une ponctualité mathématique; et ce qu'il y a de plus remarquable encore, c'est, parfois, l'exclusivisme de la relation de cause à effet; c'est-à-dire que pendant un certain temps, les crises ne surviennent que sous l'influence du parasite et jamais sous aucune autre influence. Mais il faut enrayer promptement, s'il est possible, cette habitude de réaction névropathique, car les crises, rendues plus faciles par la plus grande excitabilité du centre nerveux qui les réagit, se manifesteraient bientôt à l'occasion de beaucoup d'autres causes.

La guérison des oxyures est presque irréalisable quand on n'a pas recours au grand moyen, le seul qui soit vraiment efficace, le seul devant lequel on hésite parfois, malgré son innocuité, et qui consiste dans l'emploi répété des lavements à l'onguent mercuriel.

De toutes les prophylaxies de l'asthme, celle-là est incomparablement la plus sûre. Il est seulement fâcheux que l'asthme ne soit pas toujours, selon la formule des bonnes femmes, « la faute des vers ».

XIX

HYGIÈNE DE L'ASTHME INFANTILE SYMPTOMATIQUE DU LYMPHATISME

Les mesures d'hygiène générale déjà énumérées à l'occasion de l'asthme essentiel sont applicables dans tous les cas d'asthme symptomatique, même avant que la névrose ne se soit affirmée indépendante de ses causes habituelles. Et comme la plupart de ces causes relèvent, ainsi qu'il a déjà été dit, de la diathèse lymphatico-strumeuse, c'est à la médication et à la thérapeutique spéciales de cette diathèse que l'hygiène empruntera ses principales ressources. Il est reconnu que les enfants subissent bien moins que les adultes les inconvénients d'un traitement chloruré trop stimulant. Leur névrose à cet égard est beaucoup plus accommodante. Tandis que peu d'adultes asthmatiques supportent les bains de mer, la plupart des enfants asthmatiques en bénéficient largement. Le choix du climat marin n'est pas toutefois indifférent. Les plages de France présentent sous ce rapport des contrastes frappants. Les vents aigres et froids du nord-ouest qui règnent sur les côtes normandes, même en été, sont excitants et énervants. La Bretagne, la Vendée sont des séjours plus propices aux névrosés, quels qu'ils soient, aux asthmatiques *a fortiori*. Le golfe de Biscaye vaut mieux encore; la brise de l'océan à Biarritz, par exemple, fraîche quelquefois, mais presque toujours moins humide que celle de la Manche, est tolérée par les plus susceptibles. La température plus égale et la plus longue durée de la belle saison font de cette résidence et de celles qui l'avoisinent des stations de choix.

Les eaux salines, celles de Briscous-Biarritz, de Salies-de-Béarn, de Salins-Moutiers, de Salins du Jura, de la Mouillère-Besançon, qui ont une action si puissante contre les localisations invétérées de la scrofule, doivent être prescrites avec plus de circonspection que les bains de mer. Les médecins de ces villes d'eaux, à qui nous avons demandé des renseignements, nous ont répondu avec une parfaite unanimité que les bains salés n'étaient indiqués que lorsqu'il y avait intérêt pressant à combattre les accidents strumeux; mais que ces bains avaient pour premier effet d'exalter l'irritabilité nerveuse et quelquefois de susciter des accès dyspnéiques. Il faut attendre plusieurs jours avant que le dénouement de la crise thermale établisse l'accoutumance et, ramène le calme avec le sommeil. Tous n'ont pas assez de patience paraît-il; il en est qui abandonnent précipitamment la station comme un séjour malfaisant. De grandes précautions dans le mode d'emploi de ces eaux sont donc indispensables. Leur influence d'abord fâcheuse est compensée par de nombreux avantages; car si elles n'ont pas toujours la vertu résolutive qu'on leur prête un peu trop complaisamment, elles exercent une action tonique générale qui, dispensée prudemment aux névropathes, est la meilleure garantie contre toutes les variétés de phénomènes spasmodiques. Il n'est pas jusqu'à la transformation de l'asthme en urticaire que ces eaux ne puissent fortuitement accomplir. Ce n'est point assurément le but qu'on vise; mais les bienfaits du hasard ne sont pas à dédaigner.

XX

SCOLIOSE ASTHMATIQUE

Les enfants asthmatiques sont assez souvent atteints de déformations rachidiennes précoces, et il est d'autant plus important d'être prévenu de ce fait que les parents ne soupçonnent pas la relation étiologique de cette affection du squelette avec la névrose.

Il s'agit d'une déviation vertébrale analogue à la *scoliose*, mais différant de cette dernière par sa localisation dorsale et non pas lombaire. La gymnastique méthodique de la respiration, certains exercices spécialement indiqués dans les différents cas, selon la variété de déformation, peuvent être utiles et efficaces. On ignore presque toujours cette complication de l'asthme infantile quand on ne se donne pas la peine de la chercher. Lorsqu'on sait la reconnaître à temps, on évite le reproche de n'avoir pas su le constater le jour où l'asymétrie des épaules devient tout à fait apparente. C'est d'ailleurs très rapidement que survient la fausse scoliose dont il s'agit et elle se manifeste plutôt par une différence de niveau des angles scapulaires inférieurs que par une inclinaison ou une courbure du rachis. La déviation vertébrale ne devient apparente que plus tard. Il ne peut être ici question de recourir aux appareils prothétiques; les plus légers sont toujours trop lourds pour des sujets qui, n'ayant pas achevé à beaucoup près leur croissance, ont besoin de tous leurs muscles, même dans l'intervalle des crises, car tous les muscles du thorax, des épaules et même du bassin sont, à un moment donné, des respirateurs accessoires. Boerhaave ne disait-il pas : « Il est à peine quelque petite partie dans tout le corps qui ne participe en quelque chose à l'acte de la respiration [1] ? »

En effet, en dehors des dyspnées pseudo-asthmatiques de l'adénopathie nettement caractérisée, les scrofuleux sont assez souvent prédisposés à la « réflexo-ataxie asthmatique » *vraie*. Celle-ci se trouve parfois exagérée par la présence d'une infection ganglionnaire qui peut, dit M. Schlemmer, « demeurer latente pendant une vingtaine d'années

1. *Prælect. ad Instit.*, § 601.

pour se manifester alors, plus ou moins brusquement, par l'apparition des signes physiques. En même temps on voit rétrocéder la névrose : la dyspnée adénopathique se substitue à l'asthme vrai, lorsque la compression ou la caséification est assez accusée pour remplacer les phénomènes d'irritation locale par des phénomènes de destruction ou tout au moins de suppression dans la conductibilité des filets nerveux. » Chez les asthmatiques scrofuleux, pour lesquels on est en droit de redouter cette évolution, les cures chlorurées sodiques (Saliés, Biarritz, etc.) ou chlorurées arsenicales (la Bourboule) sont tout indiquées. On peut encore, si la forme bronchique prédomine et s'il s'installe en catarrhe chronique avec sécrétions copieuses et stagnantes, essayer, lorsque les accès spasmodiques ont perdu leur violence primitive, de combattre l'atonie des muscles bronchiques à l'aide d'une cure sulfureuse (Eaux-Bonnes, Cauterets, Saint-Honoré, etc.).

Mais dans tous les cas où l'éréthisme subsiste, dans toute forme à allure franchement spasmodique ou congestive, l'action à la fois reconstituante et stimulante des eaux fortement chlorurées-sodiques ou l'action excitante des eaux sulfureuses est nettement contre-indiquée.

XXI

CACHEXIE ASTHMATIQUE

Lorsque les crises d'asthme se répètent coup sur coup, sans rémissions, sans repos, pendant des jours, des semaines, des mois, la résistance nerveuse s'épuise; l'effort est trop grand, surtout trop prolongé pour que l'énergie du malade, mesurée d'avance, y suffise. Toutes les fonctions sont en souffrance; la vie, constamment menacée parce qu'elle est à la merci des moindres influences pathogènes, n'est plus possible que si elle se réduit au minimum des actes végétatifs. C'est la *cachexie* dans toute la signification actuelle de ce terme. Les cas n'en sont pas très rares.

Comment donc la névrose peut-elle conduire à cette cachexie?

Et d'abord en quoi consiste la cachexie asthmatique?

Il est une catégorie d'asthmatiques que le sort paraît avoir frappés dès l'origine d'une sorte de malédiction; rien n'explique l'intensité et la multiplicité de leurs crises; rien n'en peut interrompre l'enchaînement, rien n'en calme la violence. C'est une fatalité inéluctable dont l'épilepsie seule nous offre un autre exemple.

On connaît des épileptiques chez lesquels la médication bromurée portée aux extrêmes limites de tolérance — et même au delà — demeure inefficace. Les moyens héroïques dont se targue la chirurgie ne sont qu'un leurre. Le mal accomplit son œuvre implacable; on l'appelle le *Mal divin*, sans doute parce qu'un mal sans remède n'a de raison que la colère de Dieu. S'il existe une *cachexie épileptique*, — et trop de faits en sont la preuve, — c'est parmi les malheureux de cette catégorie qu'on l'observe.

L'asthme aussi semble, en vérité, choisir quelques victimes pour leur faire payer l'invulnérabilité des autres. La névrose cesse alors d'être protectrice. Elle entame si profondément l'organisme, elle redouble si impitoyablement ses coups, que les plus robustes y succombent; du moins, s'ils ne meurent pas, sont-ils réduits à une manière de *misère physiologique* telle que les seules lésions matérielles et destructives des éléments anatomiques peuvent en produire une semblable. Contre cet *état de mal* asthmatique qui fait suite à des crises d'abord espacées et purement saisonnières, aucun moyen thérapeutique ne réussit. Il en est de cette forme grave de « l'épilepsie du poumon » comme des formes graves de « l'épilepsie essentielle ». Rien n'y fait, et l'on abandonnerait d'avance la partie si le devoir n'était de lutter contre toute espérance.

Ce sont les asthmatiques de cette espèce heureusement rare que la cachexie menace plus spécialement. Elle s'installe peu à peu, s'empare d'eux lentement, les amaigrit, les affaiblit, les prive de tout ressort moral; ils s'abandonnent, cessent de manger, ne dorment plus; l'anasarque les infiltre, leur myocarde se distend, les bases du poumon se congestionnent, les extrémités se cyanosent, se refroidissent, et ils meurent. Un certain nombre d'entre eux paraissent ressortir finalement à cette variété d'asystoliques que M. Gouraud a appelés des *cardio-pulmonaires*.

Mais en réalité ce n'est pas la défaillance cardiaque consécutive à l'encombrement du poumon qu'il faut incriminer tout d'abord. La circulation cardio-pulmonaire n'est troublée que par suite de l'atonie générale, et celle-ci est la conséquence directe et fatale de l'*état de mal asthmatique,* c'est-à-dire de cette perturbation profonde de la fonction respiratoire que la névrose bulbaire entretient sans trêve ni merci. L'emphysème n'est pas indispensable; du moins n'est-il pas proportionnel à la cachexie, ni inversement.

Pour ma part, j'ai eu deux fois l'occasion de voir la cachexie asthmatique pure chez des sujets faiblement emphysémateux, et en tout cas indemnes de lésions cardiaques. C'est par l'anorexie qu'ils s'acheminèrent vers la cachexie irrémédiable. La perte de l'appétit fut certainement la conséquence de l'impossibilité où ils se trouvaient de prendre la moindre nourriture; et cela n'a rien de paradoxal. L'appétit est, dans une large mesure, affaire d'entraînement, ou, si l'on veut, d'habitude. « L'appétit vient en mangeant, » a dit Rabelais. Or, l'acte physiologique de manger provoque presque toujours chez les asthmatiques une exaspération du spasme diaphragmatique.

Non seulement la dépense de force musculaire, si faible qu'elle soit, n'est pas indifférente à un organisme épuisé; mais, en outre, il résulte de la contracture du diaphragme une gêne évidente de la fonction mécanique de l'estomac; d'où les pesanteurs, la paresse gastrique, la tension pénible de l'abdomen qui succèdent à l'ingestion des aliments.

Il n'est pas un asthmatique qui n'ait accusé des malaises de ce genre et qui, dans la crainte de les voir se reproduire n'ait reculé l'heure de son repas, L'inexactitude des repas, leur réduction voulue, quelquefois leur suppression pendant quelques jours équivaut à une désaccoutumance insensible du besoin de manger ; la stricte ration d'entretien n'est plus même nécessaire. L'état psychique qui, dans ces conditions, s'affirme plus que jamais névropathique, est peu modifié par le besoin, car la faim qui annonce le besoin ne se fait plus sentir. Le malade peu disposé aux concessions qu'on lui demande et qui exigent un minimum d'effort se laisse aller insensiblement à la *pire habitude,* celle de l'*anorexie.* Au fur et à mesure qu'il maigrit, la dyspnée s'exalte, et comme il est d'autant plus décidé à refuser toute nourriture que la dyspnée est plus intense, aucun discours, aucune objurgation ne peuvent lui faire abandonner le cercle vicieux dont les conséquences redoutables le serrent de plus près chaque jour. Tel est le mécanisme ordinaire de la cachexie asthmatique.

L'issue n'en est pas constamment funeste. La modification profonde que le système nerveux en éprouve peut réagir favorablement sur l'état de mal et provoquer un heureux dénouement. M. Letulle a signalé un cas de ce genre : une femme asthmatique, chez laquelle l'état de mal compliqué d'anorexie absolue faisait présager une mort prochaine, fut soudainement guérie par une de ces révulsions spontanées et vigoureuses dont la nature seule a le secret. L'apparition d'un zona cervical dénoua la crise à l'improviste et, qui plus est, *la névrose fut du même coup à tout jamais guérie*. Mais il ne faut pas escompter cette éventualité exceptionnelle pour envisager avec optimisme la cachexie asthmatique.

L'hygiène des repas seule peut obvier au danger; elle entretient les réserves alimentaires qui permettent de prolonger la résistance jusqu'au terme inconnu de l'état de mal. La nutrition insuffisante laisse le patient à la merci des surprises : bronchites aiguës, congestions grippales, etc. Le problème ne consiste pas à le suralimenter; il n'a que faire de provisions. Il suffit de maintenir l'équilibre des recettes et de la dépense. C'est donc l'anorexie qu'il faut éviter puisqu'elle réduit le chiffre des recettes. Et comme elle est d'abord le fait d'une précaution mal entendue, il faut exiger du malade un minimum d'aliments que le fractionnement rendra plus acceptable. La question d'horaire est la première à décider. Si les deux grands repas habituels sont mal supportés, on les dédoublera, mais à la condition qu'ils soient pris à heure fixe. La bonne habitude n'est guère plus difficile à contracter que la mauvaise; et comme toute habitude a ses exigences, le besoin du repas, sans être impérieux, continuera de réglementer la nutrition sans exiger un grand effort de *volonté*. La simple *bonne volonté* suffit, mais elle est indispensable dès le début. Le médecin doit donc faire comprendre au malade que de lui seul dépend l'avenir, et que s'il s'obstine à diminuer sa ration quotidienne, sous prétexte que les aliments « l'étouffent », il lui sera d'autant plus difficile et pénible de remonter la côte qu'il l'aura descendue plus longtemps et plus bas. L'hygiène n'est ici que pur bon sens.

Les repas à heure fixe doivent être substantiels et légers. La quantité, subordonnée à des conditions tout individuelles, ne saurait être fixée uniformément; mais elle doit être invariable pour chacun, et une fois pour toutes. Il est d'ailleurs plus avantageux de l'augmenter peu à peu que de la restreindre. La qualité des aliments est presque indifférente; le mieux est de céder aux malades sur ce point, quand leurs préférences ne s'écartent pas des conditions que nous venons de dire. Parmi les aliments *substantiels* et *légers*, le lait tient la première place, mais on s'apercevra bien vite que s'il passe à juste titre pour l'aliment parfait en général, il n'est plus l'aliment de choix pour les asthmatiques. Le régime lacté ne convient qu'aux malades au repos, exception faite des cas où, à dose très élevée, il constitue le seul mode d'alimentation. Or, les asthmatiques ne peuvent être considérés comme des malades au repos, car même dans leur immobilité, leur effort musculaire et continu est relativement considérable; c'est une gymnastique respiratoire qui ne le cède en rien à beaucoup d'exercices pénibles. La quantité de lait qu'ils devraient absorber pour faire face aux dépenses de ce travail ininterrompu de jour et de nuit serait par trop indigeste; ils sont toujours les premiers à le dire. L'estomac accepte beaucoup mieux les aliments solides ou demi-solides. L'expérience est faite sur ce point.

XXII

MORPHINOMANIE, COCAÏNOMANIE, STRAMONIOMANIE

L'asthmatique, en sa qualité de névropathe, est essentiellement *morphinisable*. Il souffre, il est anxieux, il ne dort pas, il a droit à la morphine, il en use, il en abuse... Beaucoup d'asthmatiques deviennent donc morphinomanes.

Il suffit de signaler le danger.

Mais la prophylaxie de la *morphinomanie asthmatique* serait un des chapitres les plus importants de ce petit livre d'hygiène si le sujet comportait une particularité quelconque dont les articles ou les ouvrages uniquement consacrés à la morphinomanie ne fissent pas mention.

Il en est de même de la *cocaïnomanie*. Toutefois celle-ci est assez spéciale. Elle résulte de l'habitude des instillations intra-nasales de solution de cocaïne.

Certains malades arrivent à l'intoxication grave par ce procédé en apparence inoffensif.

Enfin il est une série d'accidents dont l'étude a été injustement négligée. Beaucoup d'asthmatiques présentent des troubles nerveux sinon graves, du moins très alarmants, lorsqu'ils s'adonnent avec excès aux préparations de *datura*.

Chez tous les gens qui souffrent d'une manière constante, l'abus des nacortiques est un danger d'autant plus à craindre qu'il complique la situation symptomatique, la dénature, cesse en tout cas de la modifier dans le sens favorable et crée une maladie nouvelle, surajoutée ainsi à la première.

Les plantes du genre datura sont réputées spécifiques de l'asthme ; les *datura metel*, *ferox*, *fastuosa sanguinea* ont été tour à tour préconisés et employés ; mais c'est le *datura stramonium*, espèce indigène, appelé chez nous *pomme épineuse* ou *stramoine*, qui est le plus couramment utilisé.

L'abus, c'est-à-dire l'usage immodéré, chose toujours difficile à définir, est subordonné au fait préalable et contingent de la tolérance individuelle. Or les limites sont facilement dépassées, quelle que soit la résistance organique, et il faut s'y prendre à temps pour éviter les inconvénients de l'*habitude*. Les asthmatiques contractent l'habitude du datura comme les ataxiques celle de la morphine. D'ailleurs ils ne sont pas exclusifs. L'un n'empêche pas l'autre. Le bienfait qu'ils éprouvent de l'emploi du datura les invite à augmenter progressivement les doses, et il en résulte un besoin morbide, aussi impérieux que la faim ou la soif, qu'on peut appeler *stramoniomanie* (je dis *stramoniomanie* non pas parce que la stramoine est l'espèce de datura la plus répandue, mais parce que ce mot est le plus facile à construire.)

De même que la morphinomanie entraîne le plus souvent un cortège d'accidents qu'on a taxé de *morphinisme*, de même la *stramoniomanie* donne lieu à un ensemble de troubles sensitivo-sensoriels, psychiques et organopathiques qu'il est permis de désigner en bloc sous le nom de *stramonisme*.

L'hygiène prophylactique du « stramonisme » et de la « stramoniomanie » est-elle donc un chapitre qui mérite de grands développements? Bien sûrement non. La mission préservatrice de l'hygiène consiste exclusivement à indiquer les dangers qu'il suffit de connaître pour les éviter. Car ici le mal n'a rien d'agressif : c'est le malade qui est seul responsable; ce serait aussi le médecin, si le médecin ignorait que les préparations de datura ne sont pas de celles qu'il peut abandonner à la fantaisie ou aux exigences de son malade.

Ici, comme dans toutes les affections douloureuses et spasmodiques, les médicaments narcotiques et stupéfiants ont pour effet général d'atténuer les symptômes en procurant le sommeil ou un état voisin du sommeil, durant lequel le mal « s'endort ». Mais le mal ne s'endort que pour se réveiller; et dès son réveil, le patient, sentant le retour de la crise, n'hésite pas à recourir au moyen qui lui a si bien réussi. Il accumule ainsi les doses, et comme l'accoutumance émousse sa sensibilité à l'égard de la substance toxique, il risque d'arriver bien vite à l'habitude pernicieuse qui confine au vice et dont il sera l'esclave et la victime. L'alcool, la morphine, la cocaïne sont les *poisons d'habitude* les plus terribles. Le datura employé sous forme de poudre brûlée est bien loin d'avoir les néfastes conséquences de la morphine et de la cocaïne; mais il a, lui aussi, une influence nocive sur les centres nerveux supérieurs, et la manière dont s'établit la stramoniomanie est en tout cas identique à celle de la morphinomanie.

Les poudres de datura sont vendues ordinairement dans des boîtes renfermant la mesure de la quantité à employer pour chaque fumigation. D'abord le malade ajoute un petit supplément à la mesure, puis il la double, et puis finalement il ne compte plus... Des monceaux de poudre brûlent sur des assiettes ; la pièce est tout enfumée et imprégnée de l'odeur caractéristique. Règle générale, lorsqu'il en est arrivé à consommer le datura en de telles proportions, l'asthmatique déclare que cela ne lui fait plus de bien, qu'il est tout aussi essoufflé, mais « *qu'il ne peut plus s'en passer* ». La stramoniomanie est acquise. Elle n'implique pas le stramonisme. Beaucoup de sujets sont longtemps indifférents. Un jour vient cependant où l'accès de dyspnée se complique d'accidents étranges et qu'on attribue tout naturellement à l'asthme lui-même : le pouls est petit et s'accélère, les pupilles se dilatent ; le malade est pris d'hallucinations visuelles subites et de courte durée ; il voit des fleurs, des animaux, quelquefois et le plus souvent des personnages difformes qui le dévisagent, lui jettent quelques mots d'invective et disparaissent. Entre temps il a du mal de tête, une céphalée profonde et tenace. Tout cela ne ressemble-t-il pas au délire cardiaque de l'urémie asystolique ? Et si l'on n'était pas informé il ne serait pas logique de croire que la céphalée, les hallucinations, le délire fugace survenant chez un asthmatique sont une conséquence immédiate du trouble de la circulation générale ? Les symptômes cérébraux sont d'ailleurs assez fréquents dans les situations analogues pour qu'on en attende l'apparition — toujours prévue, toujours imminente.

Il faut bien savoir cependant que la stramoine, à elle toute seule, est capable de produire le même groupement de phénomènes trompeurs. Elle l'emporte sur toutes les autres causes pour sa facilité à éveiller les hallucinations visuelles. C'est une propriété connue de tout temps. Au moyen âge, on appelait la stramoine *herbe aux sorciers* ou *herbe aux diables*. L'action en est d'autant plus prononcée que la substance est absorbée à dose plus massive; tel est le cas des asthmatiques qui, penchés au-dessus de leur monceau de poudre en hument la fumée à pleines narines, à pleine bouche. Les personnes de l'entourage en sont presque toujours incommodées, mais jamais au même degré. Outre l'effet antispasmodique de la stramoine, il faut compter aussi avec son effet stupéfiant qui a tant d'analogies avec celui du tabac, de l'opium, du chanvre indien. L'effet stupéfiant est une jouissance qui s'impose, et une habitude de bien-être relatif à laquelle le patient croit ne pouvoir plus se soustraire.

C'est donc au médecin de restreindre l'emploi du poison, surtout si c'est lui qui l'a conseillé.

TABLE DES MATIÈRES

Paris. — Typ. Chamerot et Renouard, 19, rue des Saints-Pères. — 33656.

www.ingramcontent.com/pod-product-compliance
Ingram Content Group UK Ltd.
Pitfield, Milton Keynes, MK11 3LW, UK
UKHW051019210726
13857UKWH00006B/600

9 782011 915818